碳水循环饮食法

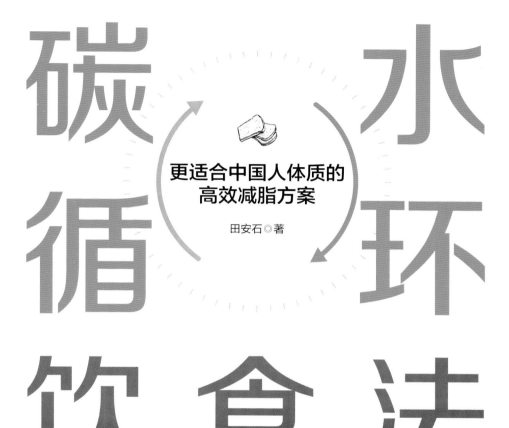

更适合中国人体质的
高效减脂方案

田安石◎著

U0217455

北京科学技术出版社

这本温暖的减脂书
将带给你饮食自由

    退酮与爆碳是近年在减脂饮食领域中出现的新名词。在执行控制碳水化合物摄取量的饮食法的过程中，减脂者因受不了长期的压抑而破戒、大吃富含碳水化合物的食物（如甜食），就会出现退酮与爆碳的状况。

    近30年来，很多人都被体重问题困扰，开始加入减脂的行列，减脂方法多种多样，从传统的少吃多动，到近几年的生酮饮食与减糖饮食。人们的减脂观念逐渐转变为"只要少吃碳水化合物类食物，就一定会瘦"。但要将此观念落实在现实生活中，并持续下去，远比想象中辛苦，于是就有了退酮与爆碳这样的情况出现。

    在通过控制饮食减脂时，我们往往会先为自己设定一个理想体重作为目标，并在一定时期内控制自己的碳水化合物摄取量，像百米冲刺一般达到目标。很多人以为达到目标以后就可以放飞自我。殊不知，减重5 kg易，难的是长久保持。一旦放飞自我，体重很可能不减反增，无数饮食男女就这样陷入反复减肥、反复复胖的怪圈，束手无策。吃东西明明是在享受美食、滋养身体，可是在"只有减糖才是王道"的从众心理的影响下，吃这件事似乎被罩上无形的阴影，且挥之不去。

    我之所以下决心写作本书，一方面是想帮大家摆脱这个阴影，另一方面也是受我家人经历的影响。

我的大姑姑是家族中的传奇人物。她出生于台南市，她的父亲（我的大爷爷）原本是上海中医世家的贵公子。大爷爷来台湾后开始辛苦劳作——清晨贩鱼，下午卖冰，晚上开出租车，假日还去卖兰花。就这样，他养活了 5 个子女。但他还是没能给大姑姑 1 毛钱的嫁妆，大姑姑在学生时代认识了来台湾学习土木工程的学生（来自马来西亚），后来嫁至马来西亚。在马来西亚的 40 年间，夫妻白手起家，胼手胝足，创办了工程公司，如今富甲一方、子孙满堂。

可惜，大姑姑在前几年患上主动脉夹层，言语能力受损，身体也因病有些僵化，大姑父只有加倍疼惜老伴。每次回台湾，大姑姑什么都不要，只要吃一碗小时候最爱的酒酿鸡蛋汤圆。虽然医生再三告诫她心血管疾病患者需要少盐、少糖、少油，爽朗的大姑姑还是会要求吃酒酿鸡蛋汤圆。每次吃完，她都会在放下汤匙后，满意地闭上眼、长叹一口气说："我就是要吃一口这个，这样就心满意足了。"颇有李白吟出"五花马，千金裘，呼儿将出换美酒，与尔同消万古愁"时的豪气。

我的叔叔（大姑姑的弟弟）也曾有相同的心情，他告诉我，有一年他因主动脉夹层而住进重症监护室。那时，他都随时有生命危险了，却还是想吃奶酥面包。

其实，我们很多人都常常会想念那些藏在记忆深处的的美味。那我们何不想办法满足自己的需求呢？只要找到正确的方法，吃好、吃饱了也可以再重新出发，这是一条可持续的道路，开阔且充满自由。

我亲眼目睹了 75 岁的大姑姑对酒酿鸡蛋汤圆的渴望，我自己在面对家中琐事或受到挫折时也会对藏在记忆中的美味向往无比。可是，如果随心所欲地顺从自己的食欲，往往会遭遇退酮、爆碳、减脂瓶颈。我见证过无数粉丝遭遇退酮、爆碳、减脂瓶颈时的无助，于是我致力于寻找实用的解决方案，帮助大家解决减脂总是宣告失效的问题。事实上，哪有所谓的退酮或爆碳呢？偶尔多摄入碳水化合物其实就相当于执行碳水循环饮食法了，出现退酮或者爆碳不过是因为不得其门罢了。

近 30 年来，新的减脂法层出不穷。我几乎尝试过所有的方法：轻食、节食、断食（早、午、晚都各只吃 1 个苹果，整整坚持了 7 天）、素食（坚持了 8 年）、生食（所有食材不经过烹饪）、果食（三餐只吃水果和生坚果）、有机饮食、轻断食、健走、游长泳（坚持 3 年）、进行重量训练、骑单车（可以一口气骑到阳明山风柜嘴）、跑步、瑜伽（坚持 10 年）、冥想。我的心得是：做出决定易，持久坚持难；短期减脂易，维持成效难。长期严格控制饮食之后，人们往往身心俱疲，体重往往起起伏伏。

近 5 年来，生酮饮食崛起，成为减脂饮食领域的新风潮。由于大量油脂解决了生理上饥饿的问题，这种饮食一时蔚为风潮，但其实并不是所有的体质都适合长期执行生酮饮食。接着，低糖饮食兴起，这种饮食可以有效减重，更重要的是这种饮食允许摄入少量碳水化合物，这就能让人不会因为过度挨饿而身心俱疲。因此，低糖饮食被视为现代健康减脂饮食的代表。

我曾经出版多本关于低糖饮食的食谱，你现在拿着的这本书是我的最新作品，希望它能帮助大家在控制碳水化合物摄取量的生活中找到更多的自由。

饮食方法有千百种，种种皆有自己的道理，可是减脂的路上百试不得其解的人依然很多。通过我发起的问卷，我得知许多控糖饮食的执行者，仍然因迟迟未能见成效而困扰不已。其实，选择哪种减脂饮食关键要看是否适合自己。减脂失败不可怕，怕的是失败后的不知所措；复胖也不可怕，怕的是不知道自己哪里做错了；时而生酮时而爆碳更不可怕，屡试屡败后，我们对生命的热情依然如初。

人生，但求能安心好食，没有教条、放下对错、忘却胖瘦。这本书中介绍的方法能满足所有正在执行控制碳水化合物摄取量的饮食法的人们心中那一点小小的愿望——吃我爱吃的。通过高碳日和低碳日循环，搭配生活作息安排，你将不再枷锁满身。

　　这本书是写给我自己的，也是写给在饮食中需要自律或正在尝试择食的伙伴的。读完本书，你会发现原来所谓的退酮、爆碳等失败，是一条迈向减脂彻底成功与健康、健美的道路。希望读完这本书之后，你能够在控糖饮食的束缚与自在饮食的自由之间，找到平衡。

　　我在此祈愿我们一起安心安食。

目　录

PART 3 碳水循环饮食的实践

PART 4 食谱

写在食谱之前——缤纷的健美之路··········86

附录 4 种超级好物介绍

我的故事

从减脂饮食、生酮饮食、低糖饮食，到
不再一味抗拒碳水化合物

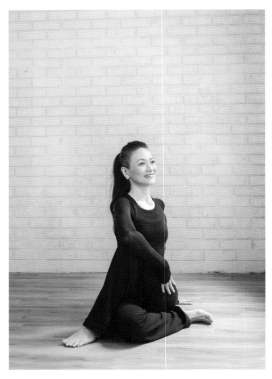
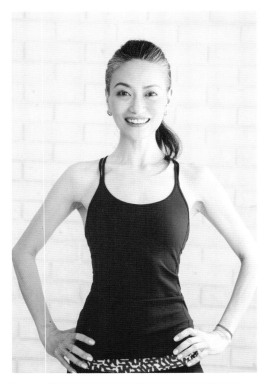
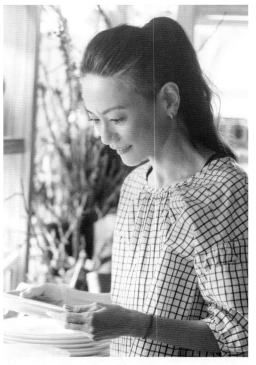
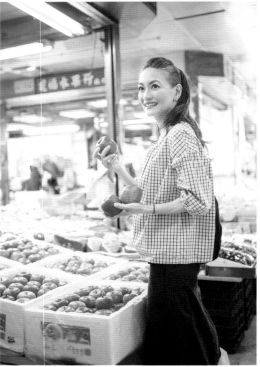

我的故事

▶ 15 岁，
开始关注减脂问题

我很高，所以虽说我骨架不是特别大，可一旦胖起来，就会给人很强的压迫感。那时爸爸跟我说："女儿啊，高中毕业之后，你就把头发留长，常穿裙子，让身形稍微再纤细一点，这样整体看起来会柔和些。虽然身高很难改变，但体重是自己可以控制的。"妈妈跟我说："女儿啊，你多吃菜，肉挑瘦一点的吃，营养够了就好，米饭吃不吃都无所谓。面包、蛋糕就更要少吃，还有那些零食，妈以后也不买了。女孩子还是秀气点比较惹人疼。"

很多人都以为我天生是吃不胖的体质。可是，你知道吗？事实上，我的堂兄弟姐妹、表兄弟姐妹都是易胖体质。只要没有做好饮食控制或是过年、过节时多吃了几口，就很容易发胖，然后他们就只好再想办法进行自虐式减脂。因此，我其实是非常害怕复胖的，因为我真的不甘心辛辛苦苦减下来的体重，最后又回到高点，所有努力都付之一炬。那时，体重就是我心中的刺。那年，我 15 岁。

▶ 20 岁，
进入少吃多动的减脂时期

后来，我去美国念大学。在美国生活时，我吃得很少。其中一个原因是口味不习惯。另一个原因就是生活费、学杂费、书籍费真的很贵，我需要自己赚生活费才能继续就学。当时，除了少买东西、不出去玩、不开车，我还要省吃省喝，这样才能省出一些钱再多坚持半个月。节省饮食方面的费用，对学生来说是最容易的，因为年轻人的身体耐受力强，新陈代谢也旺盛，那时的我认为省吃省喝不会影响健康，刚好还可以减肥，还因此沾沾自喜。

我常在学生餐厅买"光秃子比萨"吃。"光秃子比萨"是我妈取的名字，因为比萨上面只有一点点番茄酱和薄薄的一层奶酪，没有意大利香肠、芝麻菜、鲜虾、火腿之类的。这样比萨每块只要 75 美分（大约相当于 5 元），然后我会再买一杯 25 美分（大约相当于 1.5 元）的黑咖啡佐餐，因为在美国喝黑咖啡是可以无限续杯的。每天在校内我就这样吃，一天只花 1 美元（大约相当于 6.5 元）。下了课，我就去餐厅打工，赚生活费，有时候我会在餐馆打烊前啃几口当天卖剩的贝果，喝几口用西红柿罐头和冷冻蔬菜煮的汤。

年轻时，我单纯地以为减脂很简单，认为只要管得住自己的嘴，少吃多动，减脂便轻而易举。

回台结婚，
享受美食后再次面对减脂问题

毕业后我回到台湾，妈妈便开始关心我的婚事。她要我别眼高于顶，告诉我："嫁人是嫁人品，不是嫁身高和相貌。"我出嫁的那天，妈妈虽然哭红了眼，但也放下了心中的大石头，她认为长得很高的我能嫁出去很不容易，她说她跟我爸爸一辈子不害人，积福积德，才成就了我的终身大事。

同时，我很幸运地找到了一份负责营销策划的工作。这份工作需要拜访客户或做市场调查，所以我经常外出。随着

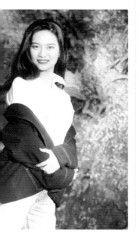
作者25岁时

日子的丰足，我开始吃得丰盛，我的体重也因此上升。于是，减脂这根埋在我心中的刺，又隐隐地变得尖锐了许多。

工作后，我最喜欢吃的早餐就是烧饼、油条配米浆。烧饼上芝麻的香气伴着油条的香气，再配上一口米浆，美味无比。真奇怪，那时候，越不健康的食物我越觉得美味。

至于晚餐，我则深深地爱上了麻辣火锅。沸腾的火锅中，一片红油中浮沉着的各式食材，一顿下来连汤带料全下了肚。油条蘸上辣椒油，又酥又香还带点麻。因为麻辣火锅很辣，所以在吃火锅时我还要大口喝冰镇啤酒才觉得过瘾。美食当前，我完全忘了关注这一餐的能量有多少，更不会去想吃下去的食物到底有没有营养。实际上，把碳水化合物类食物跟脂肪一起吃进肚子里，对减脂者来说是个大忌讳。这样的日子没过多久，减脂就正式从我心中的一根刺变成了一把刀。

▶ 33岁，
生了孩子就永远回不去了

结婚生子后，上有老下有小，我一直过着心情不稳、睡眠不足的日子。有一次，我和老公陪女儿去打预防针，候诊时我站上了医院的体重秤，指针指向的数字让我马上失去了理智，我对着老公大吼："你毁了我的一生！"

女人一旦生了孩子，总习惯把孩子不吃的剩饭或剩菜扫进腹中，小腹上与腰两侧的肥肉因此肆意横生，所以体重秤上出现这样的数字也并不奇怪。

有了孩子之后，我无力活出最好的自己，我常常忙得没

作者33岁时（左一）

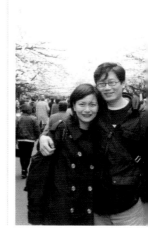

日没夜，睡不好觉。有一次，我不满 1 岁的女儿发了高热。刚开始我带她去家附近的诊所，请诊所的医生给她看病。医生说孩子感冒了，吃药就好。可是女儿连吃了 3 天的药，仍不见好转，反而体温越来越高，我只好带她去普通医院急诊科。急诊科医生初判女儿得了尿道炎，在她小小的屁股上贴了婴幼儿尿液收集器，准备验尿。女儿在急诊室哭了 3 个小时，还是连半滴尿都挤不出来。我着急地抱着女儿跳上出租车，直接前往其他大医院。医生告知我，必须马上让孩子住院。

总之，作为一个妈妈，天一亮我就要接受工作的挑战，下班后有家中的事要打理，还有房贷像个无底黑洞无时无刻不压在我心上，我的金钱和精力就这样一直无止境地被消耗。这种日子就像黑板擦一样，把世界抹成只剩一片灰白，它很容易让一个人的风采日渐黯淡。

小时候我很期待长大成人，期待着世界可以在自己的掌控之中，期待着我能创造出属于自己的人生，但现实却是如此的残酷。那一年，我已经 33 岁了。

▶ 用自制力克制食欲，
其实太过天真

33 岁之后，我开始用自制力来克制食欲，试图通过这种方法减脂。许多人在刚开始减脂时，常常把少吃多动当成是减脂的金科玉律，年轻的我也不例外。那时我的食量跟金丝雀差不多，我用严苛的方式对待自己。我不吃油，也不吃盐，我会吃水煮菜、水煮蛋、瘦肉蘸酱油、清蒸鱼、全麦面包、健怡可乐……慢慢地，我开始怕风惧寒，天气一冷就头晕、膝盖酸，月经期就小腹胀痛、水肿体虚。一水肿我就感觉自己又胖了，于是我更努力地用自制力来管理自己的嘴。但自制力总是容易被生活中的琐事消耗殆尽，每天忙碌了一天后，我只剩下抓取垃圾食物来吃的力气了。

我很喜欢甜食，因为吃甜食能够唤醒我儿时幸福的回忆。小时候，吃饱饭后，我会再来一碗奶奶亲手做的、加了鸡蛋的酒酿汤圆，这让我有一种被爱的感觉。长大之后，白天经历了工作上的辛劳，晚上回家当然要对自己好。所以在用自制力控制食欲的那段日子，我舍弃了正餐时会摄入的蛋白质和优质脂肪，傻傻地把大部分的饮食额度都用在甜食上。吃完甜食的那种感受和安心地窝在奶奶的怀抱里的感受一样。我很怀念过往的美好，而这样的美好可以通过吃儿时喜欢吃的食物来重获。科学地说，这种幸福感的产生是因为大脑中分泌了内啡肽。当时的我为了获得幸福感，可以只吃面包和甜食，不吃其他。

多数的减脂方式最初都会奏效，但是如果采用了不适合自己的方式，快则 3 个月，慢则 2~3 年，自己一定会察觉到不对劲。在摄取了大量的精制碳水化合物之后，我发现自己的皮肤不但松弛得厉害，皮肤上还长出了许多斑斑点点，而且我的肌肉耐力也大幅下降，头晕、头痛的状况更是经常出现。经过长时间的节食，我的体重依然上上下下，每一次变化都牵动着我的情绪。看到体重下降、腰围缩小我会雀跃不已。但更多时候，我会眼睁睁地看着好不容易减下来的体重，在严格管控之下，仍旧慢慢回升，这令我手足无措，毫无对策。

我曾经以为可以用自制力控制好自己的嘴，后来发现这种想法过于天真。因为自制力随时都有可能崩溃，而后我将被食欲所吞没，最终把所有的零食都扫进腹中。

▶用自虐式运动来减脂：做有氧运动让自己筋疲力尽

35 岁左右，我发现由于自己长期压抑食欲，所以我的蛋白质与优质脂肪摄取不足，这不但让我变得很不快乐，还让我

作者36岁时（左二）

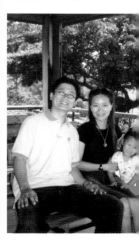

觉得应对每天的工作也相当吃力。每天到黄昏时分，我都会感到莫名的沮丧。下班回到家我就瘫成烂泥。所以，我决定要多吃点，来满足身体上的营养需要和心理上的平衡。

那时候，我身边开始流行骑自行车，我也加入了这个行列。骑了一段时间后，我突然发现，我即使在有氧运动后大吃一顿（随便吃什么都可以）也不容易变胖，反而还瘦了不少。

于是，我只要一有空就去骑自行车，运动后，大脑会分泌内啡肽，这让我感到愉快。运动完，我还会大吃薯条、比萨、汉堡、可乐、冰激凌、甜甜圈。人沉浸在享受大脑分泌内啡肽、多巴胺的过程中时，往往会忘记评估自己当下的状态，这可能使得因运动而受伤的风险大大增加。当时的我也忘了自己已经不年轻，运动应该适可而止。只为了可以多吃几口喜爱的美食，我开始了大量做有氧运动、让自己筋疲力尽的减脂之路。

直到有一天，我骑到了五指山上，之后又高速滑骑而下。在路上我被一辆公交车追尾，我当时就受伤倒地不能动，自行车也毁了。其实，我早就因为身体过劳，而不太能集中注意力，这次意外不是公交车司机的错，是我自己走神而造成的。这次事故后，我只能从复健瑜伽开始做起。不过，身体稍微恢复之后，我又跑去室温 40 ℃的高温瑜伽教室，选最高阶的课程进行锻炼。

总之，我就是不想变胖，为此不惜付出一切代价。

▶ 40 岁，
生命在最恰当的时候出现转折

又过了几年，我爸爸猝死，由此我联想到，我奶奶在 30 几年前也是猝死。我才意识到，也许我们家有家族遗传性疾病。于是，我们全家人都去医院做了健康检查。自此，我开始认真对待自己的身体。那年，我40岁。

在我的第一本书《田安石的低糖厨房》出版前，我坐在医院的单人病房内，陪叔叔度过他第一次动脉剥离手术的术后恢复期。还好，跟爸爸不同，叔叔被救回一命。当时，我跟叔叔和婶婶说，希望大家可以在看过这本书之后少吃一些精制甜点。

在完成"田安石的低糖烘焙"系列3本书的3年时间里，我的全部生活内容就是上班、写书和烹饪。其间，叔叔又先后进入重症监护室3次，大姑姑和二姑姑也各发病1次。所幸他们都比我爸爸幸运，现在都还维持着健康，不过他们需要定期去医院做检查。

巴菲特有句名言："潮水退去，方知谁在裸泳。"只有在人生的低谷期，人才会看清自己原本看不到的真相，而这就是调整自我的时机。

我常觉得，在人生路上要是有一位导师可以带领着自己跋山涉水，途中就可以化险为夷，这是一件多么美好的事。当时，我真的很希望有一本书可以告诉我减脂路上那起伏相间的心路历程，而不是单纯地分享减脂食谱或成功案例。

作者45岁时（左二）

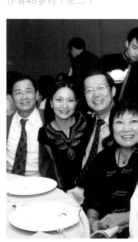

▶ 在正确观念下调整身心：我的生酮与减糖之路

我的生酮之路走得很久。几年前，我就听说有纯肉饮食法，我当时觉得不可信。首先，"吃油腻的食物会变胖"是我脑中根深蒂固的观念。其次，我不爱肥肉那种软腻的口感，焢肉、鸡皮、奶油我都不爱吃。我爱吃的是三明治、面食、米饭、点心之类的，所以我从一开始就不愿意采纳纯肉饮食这种减脂法。

刚开始戒断碳水化合物类食物时，我真的非常不适应。因为不知道自己可以吃什么，所以总是动不动就伸手抓坚果往嘴里塞，饿了就喝椰子油，那时我常常觉得浑身无力，做事的持续力也很差，我就像得了重感冒。我的身体很不习惯戒断碳水化合物类食物这样的饮食法，所以当时我的脾气很火爆，总是情绪不稳定。每次经过面包店，我都会不由自主地被吸引过去，但我仍旧在努力克制自己。那段时间，我每天只能啃自己做的低糖烘焙食品。

季末和季初，是我工作最忙碌的时候，一忙碌我就会放纵食欲，下班后我会去微风广场的梅森凯瑟或神旺饭店的波佐烘焙买面包和甜点。这两家面包店的口味是我最喜欢的，第一家的口味很欧式，第二家的很有传统风味。美食一买到手，我就会不顾形象地边走边吃，通常还没走到家就能全部吃光。就这样，我一直摇摆在生酮与退酮（指脱离生酮状态）之间。

但这时，我已经开始调整自己的心态。每当自己又回到大量摄入碳水化合物类食物的模式时，我都意识到不要责备自己，不要让自己陷入罪恶感。我告诉自己"只要有进步就好"，并以向前走三步又倒退两步的蜗牛速度，在戒断糖瘾的路上前行。2015 年，我从《美国居民膳食指南》中得知，饮食中摄取的胆固醇不是导致人体血液中胆固醇水平提高的主要原因，所以我们可以吃一定量的鸡蛋（含蛋黄）。很多疾病其实跟遗传、生活习惯以及接触烟、酒、糖有关，和鸡蛋相比，精制碳水化合物对人体健康的杀伤力更大。

通过一点一滴的累积，我不停地为自己加油打气。就这样，在调整身心9 个多月后的某一天，我发现自己可以在回家的路上不买面包了。而且我也没有腿软无力，而是安步当车走回家，煮了些食物给自己吃。那一天我很开心，我知道自己终于成功地把糖瘾戒掉了。

在这个谈糖色变的时代，
我们依然每天都需要面对糖

不讳言地说，近年来，我在社交网络上看到很多因为采用生酮减糖饮食法而遭遇了身心困境或社交窘境的例子。采用这种方法最大的困扰在于长期且持续地执行确实有困难，因为并不是所有人都习惯限糖饮食。再加上很多采用这种饮食法的人是妈妈，她们需要为家人准备三餐与点心，但这种食物并不受孩子、长辈欢迎，这种挫折更是让人有一定的心理负担。

经过不断反思，我开始购买各种关于饮食方法的外文书籍，并在每天下班后潜心研读，力求通过理论与我的实践证明碳水循环饮食法是有效果的。此外，我还要感谢本书的营养运动顾问黑哲教练，他指导我设定三大宏量营养素（蛋白质、脂肪、碳水化合物，下文简称为三大营养素）的每日摄取量，带领我走在饮食潮流的尖端。随着时代的演进，下一波饮食潮流所推崇的应该是更开阔、更自由的方法，碳水循环饮食法也恰好顺应了这种潮流。

一味不吃碳水化合物类食物，
是被"糖恐惧"所绑架

其实我一直很害怕体重失控。我正在面临更年期，更年期的来临意味着我已经变老，身体各项功能都在慢慢退化，新陈代谢也越来越缓慢，这对减脂来说是非常不利的。

因为很多减脂饮食法在更年期时都会失效，所以最初我特别害怕摄入碳水化合物类食物。在管理社群时，我常常看到社群成员分享着自己想吃什么、不吃什么等饮食习惯，并以此与自己的抽筋、脱发、便秘、食欲不振等问题对应。由此我意识到，我在减脂过程中也减掉了不少肌肉，所以我应该从做瑜伽改为进行重量训练，是时候该把肌肉再找回来了。

黑哲是专业教练，在他的指导之下每星期一次一小时的重量训练，对我来说就已足够。如果我想在家里自我加强锻炼，我就会做平板支撑或倒立。

"Ann，不要害怕碳水化合物好吗？"这是黑哲常对我说的话。每次上重量训练课前，黑哲会提醒我在上课前2小时吃一个烤红薯，他还要求我在下课后也要吃碳水化合物类食物或喝一杯巧克力牛奶。我还要拍照传给他，让他检查我到底有没有照他说得做。其实，我常常只在上课前吃一点点碳水化合物类食物，下课后我总是不吃碳水化合物类食物就直接回家，然后我会假装自己是因为忘记才没有传照片给教练。那时，我总认为吃碳水化合物类食物就等于发胖，一旦吃了第二天就会体重飙升，那岂不是让所有的努力都白费了？

在生酮饮食、减糖饮食、限糖饮食、低糖饮食、控糖饮食的风潮下，我们在脑中也建立了一种根深蒂固的观念：净碳水化合物（碳水化合物－膳食纤维＝净碳水化合物）等于肥胖。当然，精制碳水化合物真的会影响健康，但在适当的时间合理摄取碳水化合物并配合运动，则会是另一片天地。

在明白这个道理之后，我开始有意识地摄取碳水化合物。之后我在重量训练中的表现也开始大幅进步，我可以在教练的协助之下练习引体向上。我的肌肉量增加了，身形也更为年轻，在爆发力上也有了大幅进步。而且，因为身体状态更上一层楼，所以我在面对许多挑战时都游刃有余，心情也相对平稳了。

从前，我因为嗜吃碳水化合物类食物而被"糖上瘾"绑架；后来，我因为惧怕碳水化合物而被"糖恐惧"绑架。现在，我会张弛有度地摄取碳水化合物。同时，随着自我认知的不断提升，我感受到非同寻常的自由，我享受着美食，同时也享受着"随心所欲"但"不逾矩"的开阔。

减脂之路是一条不断改变的路，实践各种饮食法，也是走在一条情绪起伏变化的路上。途中有时开心（看到体重变轻），有时伤心（看到体重增加或衣服感觉变紧），有时困惑（不知道自己到底该怎么办），有时可以跟随众人一起走，而有时候又要独自面对只有自己才能解决的问题。我不断修正自己的每日饮食计划，对了继续，错了再试。世界上有数十亿人，没有任何两个人是一模一样的。我们要做的是随时保持学习的心态并维持身心的平静，要明白取与舍之间的拿捏能力是一步一个脚印累积出来的。让我们带着这样的认知，一起开始执行碳水循环饮食法吧。

我们知道，人在年轻的时候，减脂、增肌自然都相对简单。而我在中年以后，通过执行碳水循环饮食法也能长久地保持良好的身心状态，相信比我年轻的大家也一定会通过这个方法获得心灵的自由与身体的健康。

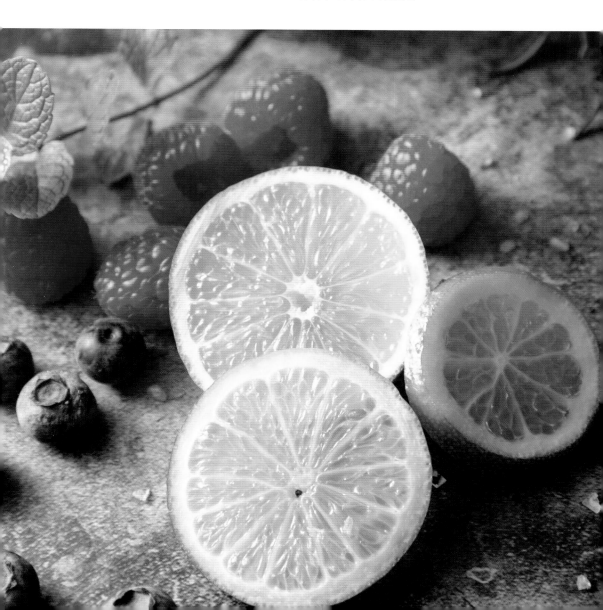

PART

2

碳水循环
饮食的原理

碳水循环饮食

▶ 何谓碳水循环饮食？

碳水循环饮食是将高碳日与低碳日（此处的碳指净碳水化合物）结合的饮食方法，以 7 天为一个周期，在一个周期内高碳日与低碳日交替循环，这是一种可以自己为自己量身定制的饮食法。大家可以依照自己的具体情况（身高、体重、年龄、性别、作息、运动方式等）来决定三大营养素每日摄取的比例，并且依照饮食习惯与饮食喜好来决定自己什么时候可以摄入碳水化合物类食物、摄入多少和怎么摄入。

只要你学会执行碳水循环饮食法，你就不会再担心因为自己要控制饮食而给身边的家人或朋友带来困扰。另外即使偶尔吃大餐吃过量，你也无须过度担心。更重要的是，因为通过这种饮食法全面地摄取了三大营养素，你的体重管理之路会走得健健康康。你需要适时地摄取碳水化合物，才不会一摄取碳水化合物就出现"糖晕"现象；也不会因为前一天晚上吃了碳水化合物类食物，第二天就马上重了 2 kg；更不会因为一时抵挡不住美食的诱惑而自责内疚。碳水循环饮食会让你在满足美食之欲的同时保持身材。

在执行碳水循环饮食法的过程中，一天可以吃 3 餐、4 餐，甚至 5 餐，具体餐数完全由你自己决定。因为无论吃几餐，一日的食物摄取总量已经确定，不会因为餐数变多而增加。此外，在执行过程中你可以依照自己的习惯与肠胃道机能随时调整，让自己满意满足而不是饥饿难耐。

要想维持身体功能的正常运作，三大营养素与各种微量营养素（维生素与矿物质）都是必须均衡摄取的。只要找到适合自己的平衡点，就可以用正常且舒服的方式慢慢瘦下来。

知道自己何时可以吃什么，对规划生活安排（让计划条理分明）与保持情绪的稳定（不怕缺乏营养）会有很大的帮助。碳水循环饮食是一种让身心平衡的饮食方法与生活方式。

因为每个人的身体都是独一无二的，而且每个人每天的作息也不会一模一样，所以学习如何让自己成为自己的营养师，以及如何让饮食达到供需平衡十分重要，这也是碳水循环饮食法的价值所在。

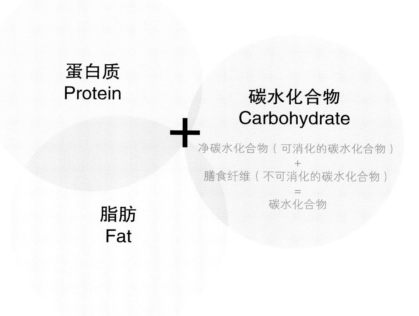

每个人可以依自己的身高、体重、年龄、性别、作息和运动方式等
来决定三大营养素的摄取量

▶ 碳水循环饮食的原理

高碳日

在高碳日，净碳水化合物的摄取比例会大幅增加，血液中的葡萄糖和胰岛素会因此也大幅增加。血糖可以为人体提供即效性的动能，让自己在运动的过程中表现得更好（比如打羽毛球或从事体力劳动）；胰岛素升高则会使肌肉细胞中充满较多的氨基酸，这可以有效维持肌肉量，防止肌肉流失。

低碳日

在低碳日，净碳水化合物的摄取比例大幅减少，能有效避免脂肪的储存，能调节瘦素和食欲刺激素，进而达到最优的减脂效果，还能排除人体细胞中多余的水分。

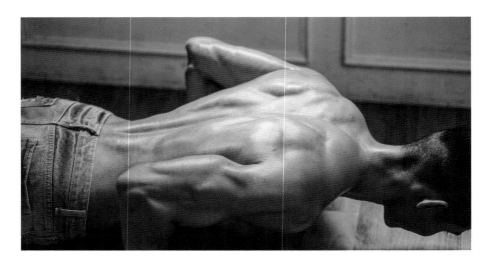

▶ 为什么我们需要碳水循环饮食？

人体长期缺乏三大营养素之一的碳水化合物，很容易在某个场合或某种诱因之下食欲爆发，导致退酮或爆碳（指因没有控制好食欲而大量摄取碳水化合物）。

在这个不能吃、那个也不能吃的限制下，生活中会遇到很多麻烦。例如，有很多人会为了防止持续性脱发、间歇性抽筋、长期性便秘、复发性口腔溃疡、不定期的睡眠不安稳、食欲不振或食欲大增、情绪低落或精神亢奋，而必须购买各种各样瓶瓶罐罐的营养补剂。又如，很多人需要面对遇到减肥瓶颈（长期减脂者再怎么努力都减不下去的问题）和一摄取碳水化合物体重就回弹的问题。再如，还有许多人甚至要面对人际关系上的问题（不被朋友认同、家人不支持等）。

民以食为天，吃原本是一件滋养身体而且非常美好的事情，如今却因为种种饮食法的流行而让人感觉生活充满了限制。

碳水循环饮食法是最贴近日常生活的饮食方法、它很容易执行，并且能让人长久且稳定地坚持下去。它让我们可以名正言顺地享受碳水化合物类食物的美味，让人不再把碳水化合物妖魔化，还传达出适当吃碳水化合物类食物对人体很重要的观点。执行过程中，只要注意精制碳水化合物类食物（如甜点、蛋糕、饼干或者过度加工的米面食品）的摄入量，了解自己可以摄取的碳水化合物的量，并在对的时间摄取。这样就可以一边减脂，一边享受美味，更可以融入社交场合，维持良好体态与保持健康。

长时间采用限制碳水化合物摄取量的饮食法将会遇到瓶颈

如果目前你执行的是限制碳水化合物摄取量的饮食法，那么你体重的减轻一部分归因于减掉了脂肪与肌肉，还有很大一部分应归因于身体细胞脱水。所以执行限制碳水化合物摄取量的饮食法到一定程度之后，容易发生以下状况。

1. 体重不再继续减轻甚至体重增加。

减脂过程中，在脂肪减少与体重减轻的同时，肌肉量也会减少，所以基础代谢所消耗的能量就会减少。这时如果摄入的食物量跟刚开始的时候一样，就会出现体重不再继续减轻甚至体重增加的情况。我们的身体很聪明，知道如何节能，而且人体的适应性很强，不会让体重无限下降。如果长期缺乏碳水化合物，遇到瓶颈期是一个必然现象。

2. 一吃碳水化合物类食物隔日体重就回弹 2 kg。

试过限制碳水化合物摄取量的人，大多都曾经因它的成效而雀跃不已："天啊，不但可以吃鱼吃肉、多油多菜，还能在这么短的时间内瘦这么多！"

开心归开心，但还是应该意识到，刚开始减掉的大多是来自身体的水分。

人体 70% 都是水分，体内的细胞、组织器官正常运作，都需要水分来维持。人的新陈代谢离不开水分。在短期大量脱水，体重当然会减轻，但时间一长，人体就会启动"生存模式"。当有一天食欲战胜了自制力，你忍不住享受了碳水化合物类食物的美好，你的身体就会如久旱逢甘霖，帮助细胞储存水分。少吃碳水化合物类食物时细胞会脱水，多吃碳水化合物类食物时细胞会储藏水分。在执行限制碳水化合物摄取量的饮食法时，身体一定知道自己缺乏碳水化合物，所以一旦吃了碳水化合物类食物，身体就会像海绵一样快速吸收。脂肪堆积在身体上需要时间与过程，所以你不可能一个晚上"长胖"2 kg，这增加的 2 kg 绝大部分都是水分。

3. 克制不住食欲，渴望碳水化合物类食物。

虽然我不知道一般人可以坚持多久的生酮饮食、低糖饮食、减糖饮食、限糖饮食、控糖饮食而不放弃，是否会因为克制不住食欲而吃甜食，但我可以确定的是，当偶尔发生所谓的补碳、退酮、破戒等失控的情形时，其实就相当于在执行碳水循环饮食法了。

如果你非常喜欢限制碳水化合物摄取量的饮食法，不会想念碳水化合物类食物的美味，也能保持健康与活力，社交、旅游也都顺风顺水，那么我献上诚挚的祝福，请继续你的饮食方式。如果你还是对碳水化合物类食物有所渴望，有时候很难遵循限制碳水化合物饮食法的原则，那么碳水循环饮食法刚好可以满足你心中对美食的渴望。通过执行碳水循环饮食法，你可以学会如何自己设定碳水化合物的摄取量以及安排何时享用美食。你可以像期待见到心爱的人一样，满心欢喜地期待碳水化合物，我觉得这是一件很美好的事。

碳水化合物少了，也同时缺乏了微量元素与矿物质

除了三大营养素之外，微量营养素对身体健康也非常重要，很多微量营养素都存在于全谷物、根茎类、豆类之中，摄取足量但不过量的微量营养素，才是最长久的饮食方式。

全谷物、根茎类、豆类含有丰富的矿物质，这些食材的养分主要是来自生长环境（阳光、水、土壤与空气）。微量营养素包括维生素与矿物质两大类。

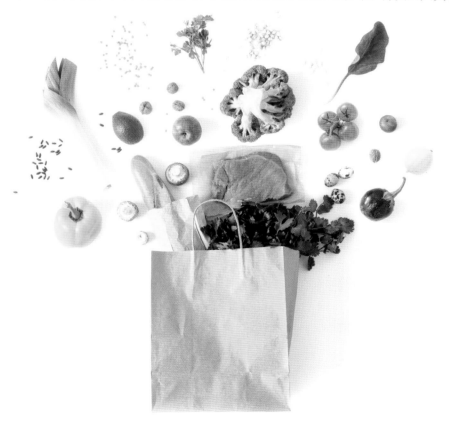

维生素

人体无法自己生成维生素，必须通过食物才能获得。虽然人体对维生素的需求量比对三大营养素的需求量少很多，但维生素对维持身体生理功能的正常运作而言是不可或缺的。当我们从饮食中所摄取的维生素不足时，就会出现维生素缺乏症；当然，长期摄取过量的维生素，也会出现维生素过多症。均衡饮食是摄取足量但不过量的维生素的最佳方式。

矿物质

矿物质是构建人体组织（如骨骼、牙齿）、维持生理功能和参与新陈代谢的重要营养素。矿物质存在于食物中，适量摄入多种食物以维持均衡的矿物质摄入量有助于维持身体健康。摄取过量矿物质会导致体内的矿物质之间的拮抗作用增强，这样体内的矿物质就会失去平衡，状况严重时会导致疾病的发生。例如，大量的钾在体内会造成钠的流失，大量的锌在体内会导致铜的流失。

谷类的麸层含有膳食纤维、镁、钾、铁、锌、磷等营养素，胚芽含有蛋白质、B 族维生素及维生素 E，全谷物与根茎类保留了完整且均衡的营养。近年来人人谈糖色变，以至于对全谷物、根茎类、豆类的摄入量骤降，碳水循环饮食法能告诉我们如何合理摄入这些食物。

▶碳水循环饮食的 12 大好处

1. 无须舍弃任何自己喜欢的食物，也可以维持良好体态。

2016 年我受邀前往马来西亚，在吉隆坡的城邦阅读花园，我讲了人生中第一堂低糖烘焙课。那天下课后，我趁空档跑去当地的超市闲逛，去超市的途中会经过一条长长的美食街。远远地，我就看到了我最喜欢的碱水面包。于是毫不犹豫地买了2份小的，也顾不得形象，像个孩子一样边走边吃了起来。

记得留学时，纽约的街头很冷，卖碱水面包的小贩会推着冒烟的小车，将面包挂在架子上，我有时会去买。时隔多年，我又吃到这令我怀念的、台湾吃不到的好滋味，吃进嘴里、暖在心里，过去美好的回忆涌上心头。我想，这是食物给予我们的另一种形式的滋养吧。

我站着讲了一整天课，消耗的体力比平时多很多，正好需要补充碳水化合物，所以可以借机小小享受一番，即使吃的是市售的面包，也没关系。

2. 可以根据自己的作息规划何时吃喜欢的高碳水化合物食物，而不会脱离生酮状态。

每星期二都是我的重量训练日。在上课前 3 小时与下课后 30 分钟这 2 段时间，我会吃红薯、高粱米、红米、红薏米、藜麦、毛豆等，有时候也会喝 1 杯星巴克的豆奶拿铁。

我会依照自己的作息和体能水平来搭配饮食，同时我从不会使用"退酮"或"爆碳"这样的词汇来批判自己做得不好、不对、不完美，因为我只是在不同的时间吃各种身体需要的食物而已。

不知从何时开始，净碳水化合物似乎变成了心情的控制器，吃了会不停地担心变胖，不吃又因想吃却不能吃而不开心；甚至，控制净碳水化合物的摄入还变成了一把标尺，我们用它衡量着减脂者的行为。其实，是否想吃净碳水化合物类食物，只是诚实地反映出身体的不同需求，吃多吃少都可以自行调整。

3. 多样化的食材选择，增加饮食的乐趣与多变性。

我很少吃油炸食品，因为会长痘痘；我也不吃带壳的海鲜，因为会过敏；

我更不常吃荤食，因为不喜欢肉的味道与口感。我对种子类、根茎类、豆类的食物有所偏爱，也喜欢用烤取代炸的方式来烹饪。

一些饮食法可能会要求你吃带油脂的肉类，搭配蔬菜或莓果。对我来说，这真的坚持不了一辈子，但我知道有些人能够适应。如果你是那个适应良好的幸运儿，上述这种饮食法执行多久都身体健康，那么非常恭喜你，请继续原有的饮食法。

不过，就我个人而言（我的工作固定、生活也没有很大的火花），在食物种类的选择上，我喜欢以少量多样作为原则。我会把吃当成生活亮点，尝试各种不同食材，让它们碰撞出奇妙的美味，这让我有一种如同发现新大陆一般的兴奋感。食物的世界其实很美妙，值得我们不断探索与尝试。

4. 依照结果来修正过程，巧妙地微调三大营养素的摄取比例。

在采用各种饮食法减脂的过程中（无论成功还是失败），我最怕遇到的状况就是：遵从某种饮食法吃了一段时间之后应该怎么办？

例如：跟着某本书中介绍的 14 天食谱吃完之后，我该怎么吃？是再持续 14 天，然后又 14 天，并以 14 天为周期无限轮回下去吗？还是应该回归到减脂以前的吃法？又或是应该将书中介绍的饮食法和我以前的饮食法相结合？还是……有谁可以告诉我到底该怎么吃？

关于该怎么吃，有人说要学会聆听自己身体的声音，有人认为跟着老师学就准没错，有人买书或上网自学，有人参加社群与课程分享讨论心得，也有人慢慢地就越来越不在意。

我也曾经为了找出答案寻觅很久，我的结论是：在找到适合自己的饮食法之后，大胆实践并不断进行修正，从每一次的修正中吸取经验，最终学会如何在日常饮食中灵活地执行。作为一个完全自主的饮食管理好手，胖瘦应尽在掌控之中。

5. 摄取净碳水化合物有助于维持身体的肌肉量，配上强度足够的运动，更有助于增肌。

我是每星期运动 1 次，每次 1 小时，每星期运动 2 次则会让我的身体负担太大。我会把握每星期唯一一次的运动机会，全力以赴。

我相信很多人都会担心自己因为控制不好饮食而前功尽弃（那些辛苦减掉的体重又反弹回去），所以很抗拒摄取净碳水化合物。其实我又何尝不是？所以，有时候我会故意在不摄取净碳水化合物的情况下去做重量训练，一方面是担心自己吃了会变胖；另一方面是想测验一下在不摄取净碳水化合物的前提下，自己在运动过程中的体能状况。

果不其然，在没有摄取净碳水化合物的重量训练课中，我常常力不从心，这会导致姿势不正确、很容易受伤，还会没做几下就感到头痛、头晕、想吐，总之我上课的效果非常不理想。对我来说，这无异于浪费了让身体维持肌肉量的机会。

于是，我开始在每星期二增加自己的净碳水化合物摄取量。这之后我发现，在肌肉用力的时候我能更专注，做每个动作时都能感受到肌肉纤维紧紧包住骨骼，并能在对自己身体有意识的状态下做完每一个动作。此外运动之后的肌肉酸痛感也会因为摄取了净碳水化合物而更快消失，最关键的是我还是一样能变瘦。于是，我越来越喜欢这样的生活、这样的自己和这样的饮食法。

6. 自在地融入任何社交场合，并享受任何美食。

我是一个投身职场的职业女性，工作中需要拜访客户、出差开会、参加聚餐；我也有很多好朋友，日常中大家会相约吃饭、闲话家常。

在社交场合中，每个人关心的其实是自己的表现与如何扩充人脉关系，同时增长见闻、享受美食。因为关于饮食的喜好很主观也很私人，所以在社交中只有别人主动开口问我，我才会简单地讲一下不要吃太多精制碳水化合物类食物这个概念。

社交场合不是教室，也不是深入了解彼此的场地。我喜欢跟大家一起天南地北地聊天，去没有去过的好地方吃喝玩乐，而不会抱着刻意节食的心态。在社交场合，我只想感受生命中不常遇到的热闹，然后乐和地融入其中，享受生命中每一次碰撞与交流。

7. 从天然途径摄取微量营养素与膳食纤维，摆脱瓶瓶罐罐的保健食品。

在我的第一本书的签售会上，我带领读者深入了解了不用面粉和糖做甜点的方法。我还记得很清楚，在问答时间有一位读者问我，执行生酮饮食法或低糖饮食法时便秘该怎么办？

我的回答是：多吃一点膳食纤维含量多的碳水化合物类食物（如红薯），因为膳食纤维有助于维持肠道内菌群的平衡，有助于缓解便秘。我自己也会这么吃。

的确，很多人会因为便秘而补充益生菌，因为抽筋而补充镁、钙，因为水果吃得很少而补充维生素 C，因为掉头发等而补充生物素……我自己曾经也是如此。

在安排净碳水化合物摄取日之后，我渐渐地可以睡得很安稳，也不再需要这么多瓶瓶罐罐的保健食品。这让我有一种安全感。因为我知道，自己需要吃的都在市场里，很方便就可以购得，无须囤积、无须团购。我不怕缺乏什么营养素，因此怡然自得。

8. 降低罪恶感。

我的心中常常有两种声音，一种声音告诉自己"不能乱吃"，另一种声音则是"吃一点也没关系"。我相信这两种声音会在很多人的心中此起彼伏，特别是在通过控制饮食来减脂的过程中。

每个我的家庭聚餐日的前一天一定是我的低碳日。我喜欢跟家人一起尽兴享受食物的感觉，聚餐时我会先吃蛋白质类食物与蔬菜，然后会看情况跟家人一起分享所谓的"犯规食物"。比如过年时妈妈亲手做的八宝饭、应景的鸡蛋煎年糕、从日本买回来的柿饼……我不想为了到底该吃还是不该吃而苦苦挣扎。

可以在不同的状态下吃不同的食物，并不是全新的概念。大汗淋漓后想喝水、天冷想吃火锅、夏天想吃冷饮、生病没食欲想吃流食，这是身体本身就拥有的能力。

饮食是很个人化的选择，找到适合自己的食物摄入量，并使进餐次数、进餐时间与生活节奏合理配合，就能很简单地维持自己想要的体重与体形。无论吃或不吃，都能安然地过好每一天。

9. 自然养成规划未来与自持自制的能力。

除了每天早上量体重，算出一星期平均体重之外，我喜欢测量的还有腰臀比的数值。因为女人最容易对从腰开始到大腿这部分不满意，坐着的时候一圈腰间肥肉挤在那里，让人多么想除之而后快。

我已经50多岁了，依然每天进行饮食上的调整，一发现腰上多了点肉，每星期就减少一天高碳日。这个道理很简单，在不同的阶段进行不同的调整。

世界上没有任何人可以帮助你吃喝拉撒睡，每一件事情都需要自己去完成，给自己一个机会学习，成为那个自己最喜欢的自己。在理解了糖上瘾这个概念之后，就可以进阶至下一个阶段，运用碳水循环饮食法，确定具体该怎么吃。

10. 爱有所选，选择所爱。

我在大学时期有一群好朋友，当时大家都想谈一段轰轰烈烈的恋爱，所以都特别在意自己的外形。其中有一个女同学特别喜欢邀我结伴，星期一到星期五一起去图书馆读书，周末一起买菜、闲逛。后来她跟我说，她只要跟我在一起就会不自觉地跟我吃一样的东西，不会特别想吃薯片或冰激凌。

选择饮食法与选择朋友同样重要，找到对的饮食法，不仅能让体脂率降低，还会在工作、感情、交友、自信心甚至收入方面都收获美好果实。想要成功？从选择对的饮食法开始。

11. 生活中保持期待美食的好心情。

麻圆、水饺、生煎、叉烧包……这些都是我叔叔非常喜欢吃的高碳水化合物食物，可他总是被医生和家人告诫要忌口。

偶尔，我们会相约一起去新生北路上的长春素食吃饭，这代表着当天他"被允许"吃他喜欢的食物。这一份小小的允诺，这一份小小的期待，为他带来希望与雀跃之情。

每当那天到来，叔叔和婶婶就会提早出门，不搭通向地铁站的公交车，而是直接从家里走到地铁站。此外还会提早一站下地铁、走到饭店，吃完饭后再散步向家的方向走，走累了就在最近的一站再乘地铁回家。

每次吃饭，当我看到叔叔一口咬下大半个麻圆后露出幸福满意的表情，并不断地说"好吃好吃"，只差没有流下眼泪时，我深刻地感受到，那种对美食的期待，可以让一个人对未来充满希望。

12. 因时而异，自定义饮食计划。

在家做饭可以为自己的健康把关，但并不是所有人都能自己下厨。有些人也许偶尔能为自己做些简单的食物，但因为工作原因可能无法餐餐都自己动手烹饪。

我因为工作而常常需要坐飞机，在坐飞机的前一天，我会吃好吃饱。第二天一早梳洗后把身体中的代谢废物排除干净，准备开启旅程。坐飞机的时候我不吃飞机餐，我会随身带着装在小容器里的奶油，饿了就吃几口，吃完再放回包里，并适时补充水分。坐飞机时，我们会窝在窄小的座位上，长时间不活动，我们的身体承受着飞机的舱压，五脏似乎也挤在了一起。所以我会在坐飞机那天减少碳水化合物的摄取量，这让我在长时间的旅途中很舒服。

碳水循环饮食的基本要点。

★ 每一餐都要摄入充足的蛋白质。

★ 每一餐都要摄入足量的膳食纤维。

★ 脂肪与优质碳水化合物可互换（多吃脂肪那天，少吃优质碳水化合物，反之）。

★ 不连续两天执行高碳水化合物饮食法。

★ 在运动日执行高碳水化合物饮食法。

★ 将前一星期的平均体重作为后一星期的饮食调整基础，在过程中积累经验，优化未来的饮食方案。

★ 选择的碳水化合物类食物尽量以藜麦、山药、红薯、黄豆、芋头等为主，至于糖、甜点、甜度很高的水果、运动饮料等食物，如果真的忍不住想吃，请依照安排好的饮食方案食用（后文会介绍）。

★ 每星期摄取总能量符合自己设定的标准即可，无须按天计算。

★ 先执行碳水循环饮食法，再进一步执行间歇性碳水循环饮食法。

★ 我们不是专业运动员，了解饮食的基本原则即可，无须计算到最精准。

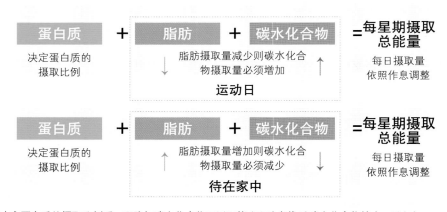

决定蛋白质的摄取比例后，脂肪与碳水化合物可以互换（脂肪多优质碳水化合物就少，反之）。

小总结 ▶
　　依照自己的作息来安排膳食内容与分量并规划摄食区间，以达到三大营养素与微量营养素的摄取量的平衡。进食的时间、营养素摄取比例与分量是减脂效果卓越与否的关键。

间歇性碳水循环饮食

▶ 何谓间歇性碳水循环饮食？

间歇性碳水循环饮食比碳水循环饮食多了一个重要的要求：每日（每 24 小时）在特定的时间内将一天所需要吃的食物全部吃完。也就是说，一天中只在某段时间之内吃可提供能量的食物（通常分成两餐来吃），其他的时间则可以吃不提供能量的食物。

这段特定的时间被称作摄食区间，为每日连续 8 小时（任何连续 8 小时都可以）。从中午 12 时至晚上 20 时为止是最佳摄食区间。摄食区间结束后，这一天中的其他时间只能选择黑咖啡、无糖茶或饮用水。

进阶者可以将每日摄食区间改为连续 7 小时或 6 小时甚至更短，也可以调整为一天吃一顿正餐，再在摄食区间即将结束时吃一些加餐。在摄食区间快要结束时，为了有效持续饱腹感，你可以吃些富含膳食纤维的食物（绿色蔬菜），再多吃一些含蛋白质的食物（坚果或鸡蛋）。

▶ 设定摄食区间的好处

加拿大外科医生梅默特·奥兹指出，晚餐和第二天的早餐间隔 12 小时能显著减少每日摄取总能量，并帮助身体延长消耗脂肪的时间，从而达到减脂的效果；此外，这样做还能够帮助提升有效代谢水平、增加骨质密度、维持肌肉量、修复组织等。

不过，并非每个人都适合一天内摄食时间只有 8 小时的方法，像身体有慢性疾病、爱吃糖或嗜吃精制碳水化合物类食物（如甜面包、蛋糕）的人，执行这种饮食法时会很痛苦，会很容易感觉到肚子饿。所以，请一定要先从了解自身是否有糖上瘾的情况开始，搞清楚自己对糖与净碳水化合物的渴求程度，并学习关于碳水化合物的基本知识，经过一步一步地了解与实践之后，再进阶为间歇性碳水循环饮食。

初阶者可以从睡前 2 小时开始不进食且第二天早上延迟 1~2 小时再吃早餐开始。这样，加上睡眠时间 8 小时，可以很轻松就实现空腹 12 小时的目标。

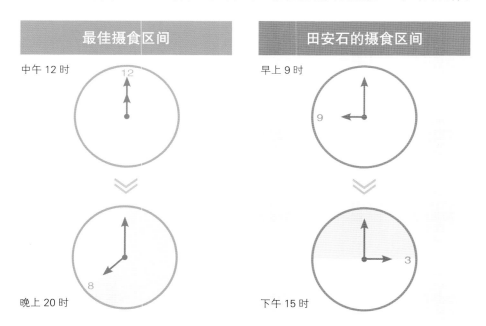

水能载舟亦能覆舟：糖上瘾的原因

人类已经过几千年的进化，人一出生就有了吸吮的本能。为了保持生命、繁衍后代与加强生存能力，吃东西之后人体各组织和器官会与大脑互相作用而使人有愉快而满足的感觉，这让人类喜欢上进食这件事。摄入碳水化合物类食物让我们有足够的能量来对抗生活中的变数，能量越多的食物越让人喜爱。我们摄入了身体可以马上利用且能帮助我们应对突发状况的碳水化合物，我们的大脑内就会分泌可令人感到愉悦的多巴胺。

我们做某些事时，如运动、买喜欢的东西、吃甜食、做喜欢的事、听喜欢的音乐等，脑内会分泌多巴胺。这种分泌物主要负责大脑的情欲与感觉，人产生幸福与开心的感受都是因为大脑分泌了多巴胺。

我们很享受那种幸福的感受，若你沉迷于这样的感受，就是一种上瘾症状。提出多巴胺学说的阿尔维德·卡尔森（于 2000 年获得诺贝尔生理或医学奖）认为，我们在日常生活中常常遭遇不开心的事，所以会希望借由做些什么来增加愉悦感。而当我们喜欢上大脑分泌多巴胺的感受时，多巴胺就站上了主导我们的行为的位置，我们只会想做那些能促使多巴胺分泌的行为。例如，我们吃美味的巧克力蛋糕时，大脑会记住吃完巧克力蛋糕后产生的愉悦的感受，日后一旦感受到生活上的压力，我们就会吃甜点，然后享受多巴胺带给我们的短暂愉悦。当我们重复获得这样的愉悦，直到依赖它的时候，就会形成一种条件反射——吃甜点等于获得幸福感。多巴胺的传导会变得越来越快，从本来还会考虑要不要在饭后来块巧克力蛋糕，到后来直接将巧克力蛋糕塞进嘴里，心满意足地吞下。再后来，就需要更多块巧克力蛋糕，才能拥有和以前相同的愉悦感。

除了多巴胺的因素，我们喜欢吃糖还跟人体的运作方式有关。我们喜欢甜食或高碳水化合物的食物，是因为它们的糖含量高，能够让血糖水平迅速升高以帮助我们应付突发性的危急事件；还因为它们可以在人体内转化为脂肪储存起来，这对我们的祖先来说很重要，能帮助他们对抗生活中长期的食物匮乏、饥饿与气候多变。

总之，大脑逐步建立了一种反馈机制，认为吃甜食等于愉悦，这种身心的依赖，就是所谓的糖上瘾。

▶ 糖上瘾的常见症状

★吃完饭总是想要来杯甜饮料或吃份甜点，才会觉得心满意足。
★肚子饿时，会心情低落或手脚发软。
★不饿的时候也习惯吃些糖、饼干、薯条、蛋糕、奶茶之类的零食。
★一旦开始吃零食，就会吃个不停，直到把整包吃光。
★压力一来，就会想吃点什么东西满足一下。
★总是管不住自己的嘴，想来点什么吃吃喝喝。
★别人都觉得很甜的东西，自己吃起来却觉得甜度刚刚好。
★吃完甜点后身心舒畅，但不久后又陷入低潮或有压力的情绪状态。

当我们习惯用多巴胺来安慰自己的时候，想要达到和起初程度相同的愉悦感，所需要的多巴胺就会越来越多。上瘾时间越长，我们需要的巧克力蛋糕也就越多。不过，糖上瘾不代表自己是一个没有自制力的失败者，这只能表示我们养成了吃甜食等碳水化合物类食物的习惯，用自制力去抵抗习惯性的食欲是一件徒劳无功的事，因为我们的意识是无法长期抵抗本能的。

请不要用自制力告诉自己不要吃或不能吃，这样只会让自己的减脂之路更艰辛。你可以经由了解糖上瘾的原理，观察日常生活中自己对甜食等碳水化合物食物的渴求，借由碳水循环饮食法，在适量、适当的情况下摄入甜食等碳水化合物类食物，建立新的饮食习惯，健康减脂的成果将会随之而来。

大脑奖赏系统

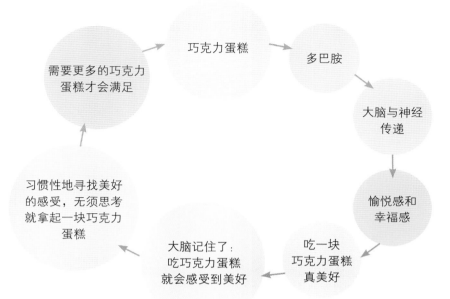

间歇性碳水循环饮食法的基本要点。

★ 对于精制碳水化合物类食物（如市售甜点），已经有基本的认识与了解，并了解糖上瘾的相关信息与症状。

★ 了解三大营养素，并且了解何谓优质碳水化合物、优质脂肪、优质蛋白质。

★ 若身体出现健康问题，应该以治疗、恢复、调养为先，而不是先减脂。

★ 尽量避免脂肪与任何碳水化合物一起摄入（例如：红薯和土豆是我会吃的碳水化合物，但炸红薯或薯条我就不会大量食用）。

★ 蛋白质可以跟优质碳水化合物一起摄取，蛋白质也可以跟优质脂肪一起摄取。

★ 刚接触碳水循环饮食法时，若短时间内体重增加，请不用太过担心。

★ 减脂不求速成，因为"猛必不久"。

★ 准备随时调整三大营养素摄取比例的心态。

★ 每个人的身体情况都不一样，请尊重自己的身体。

★ 在实施的过程中找到身体所需的平衡。

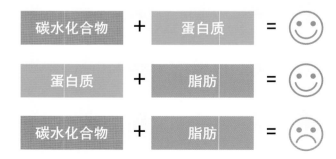

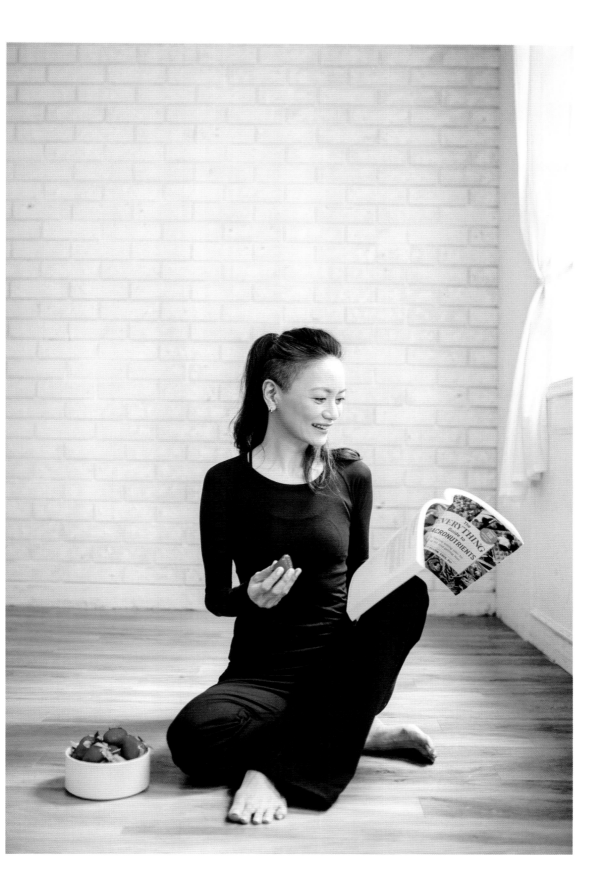

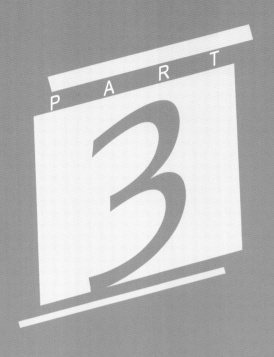

PART

3

碳水循环饮食
的实践

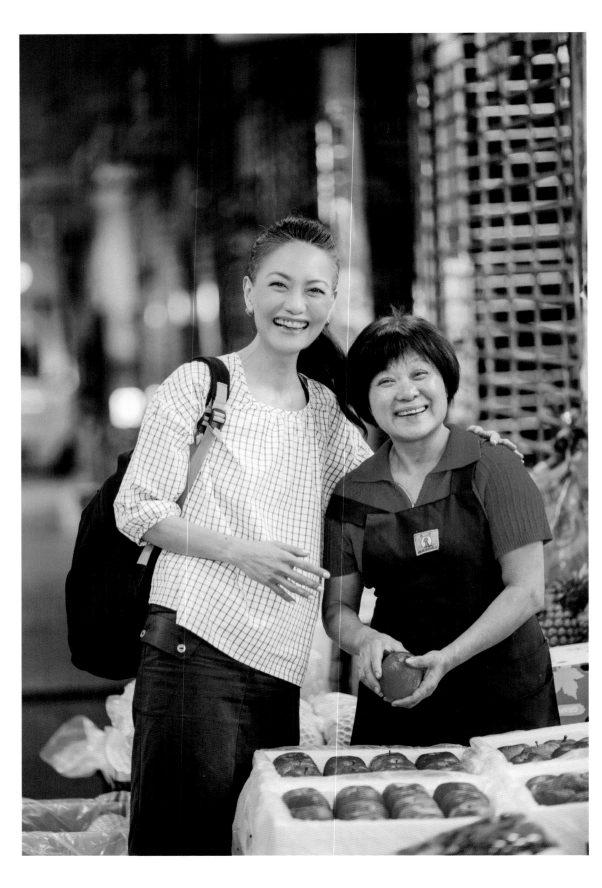

初学者的碳水循环饮食方案

本书有两种碳水循环饮食三大营养素摄取量的计算方式，一种简易、一种完整。在初学者篇将介绍简易的方式，在进阶者篇则将介绍完整的方式。

你既可以先从简易的方式开始，也可以先从完整的方式开始，无论哪一种都可以，因为它只是给你搭建一个概念——真正要吃什么、吃多少、怎么吃。同时，还需要依照测量每星期平均体重与观察你的健康状态和生活状态来修正。

简易计算方式

★知道高碳日、低碳日各需要摄取的三大营养素的比例，并配合自己的健康状态，来选择当日饮食应该是高碳还是低碳。

★预估自己未来 7 天每日所需摄取的能量为多少，算出三大营养素摄取量。

★每餐都要吃蛋白质（把每日需要摄取的蛋白质平均分配在每餐中）。

★以每星期的平均体重来重新调整自己的饮食。

增加蛋白质的摄取量为第一步。

可以先设定自己每日所需要摄取的能量，以此来规划餐盘中营养素的分配。

每人每天所摄取的能量不要少于 1200 kcal，这是最基本的能量需求，一般体型、非体力劳动者的女性可以从 1200~1500 kcal 的区间开始尝试；一般体型、非体力劳动者的男性可以从 1500~1800 kcal 的区间开始尝试。

低碳日

假设田安石这星期设定每日摄取 1500 kcal 的能量，则低碳日的三大营养素的摄取比例建议如下。

蛋白质 45%　　**脂肪 35%**　　**净碳水化合物 20%**

每日三大营养素摄取量的计算方式如下（计算结果四舍五入取整数）。

	总能量 /kcal	X	营养素占比	÷	每克提供的能量 /kcal	=	摄取量 /g
蛋白质	1500	X	0.45	÷	4	=	169
脂肪	1500	X	0.35	÷	9	=	58
净碳水化合物	1500	X	0.2	÷	4	=	75

低碳日三大营养素的摄取比例如下。

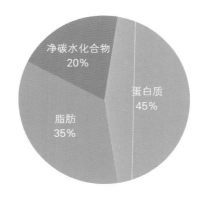

低碳日一天可以吃的总量如下。

蛋白质 169 g　　脂肪 58 g　　净碳水化合物 75 g

低碳日这天，可能是一个从事文职的上班族上班的一天。

这也可能是假日的一天。勤奋一些的假日，你可能会睡到早上 8 时到 10 时之间，起床洗漱。再到市场采买，然后回家做一顿午餐，午餐有菜、有肉，再配一点点藜麦。吃完去花市散散步，买束花回来整理一下，之后小睡 1 小时，再准备自己和家人的晚餐，晚上一起看电视。懒散一些的假日，你可能会睡到自然醒，然后躺在沙发上看电视，去趟洗手间，再拿着手机在床上看。午餐时，翻冰箱找出在超市买的鸡胸肉、鸡蛋和生菜，午餐就吃这些，再喝一杯牛奶或豆浆。一整天都待在家里，没有做太多事，即便出门也是以车代步，停好车没走几步就到餐厅，吃完饭再开车回家。这天因为运动较少，所以可以少摄入一些能量，等之后运动或劳动量增加，再把这天没吃的量补足即可。

以下这些是一天要吃完的分量。请记得，每餐都要吃蛋白质。

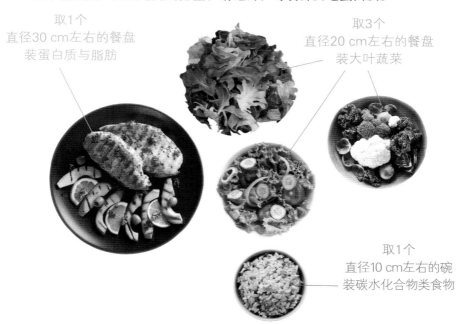

取1个
直径30 cm左右的餐盘
装蛋白质与脂肪

取3个
直径20 cm左右的餐盘
装大叶蔬菜

取1个
直径10 cm左右的碗
装碳水化合物类食物

·例子可参阅第 71 页。

高碳日

如果田安石这星期设定每日摄取 1500 kcal 的能量，则高碳日的三大营养素的摄取比例建议如下。

| 蛋白质 40% | 脂肪 20% | 净碳水化合物 40% |

每日三大营养素摄取量的计算方式如下（计算结果四舍五入取整数）。

	总能量 /kcal	X	营养素 占比	÷	每克提供的 能量 /kcal	=	摄取量 /g
蛋白质	1500	X	0.4	÷	4	=	150
脂肪	1500	X	0.2	÷	9	=	33
净碳水 化合物	1500	X	0.4	÷	4	=	150

高碳日三大营养素的摄取比例如下。

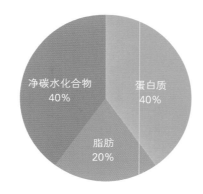

高碳日一天可以吃的总量如下。

| 蛋白质 150 g | 脂肪 33 g | 净碳水化合物 150 g |

可以把高碳日安排在运动或体能消耗较大的日子，净碳水化合物在运动前 2~3 小时或运动后 0.5~1 小时内吃为佳。

以下这些是一天要吃完的分量。请记得，每餐都要吃蛋白质。

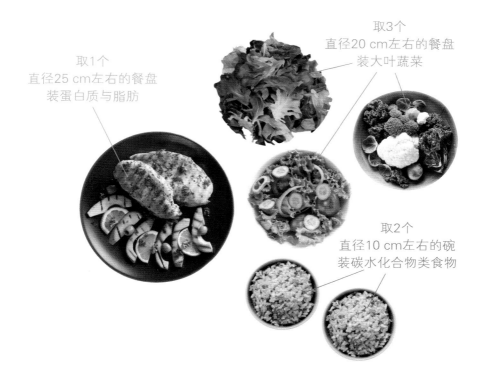

取1个
直径25 cm左右的餐盘
装蛋白质与脂肪

取3个
直径20 cm左右的餐盘
装大叶蔬菜

取2个
直径10 cm左右的碗
装碳水化合物类食物

・例子可参阅第 72 页。

简单地说，就是每一天都要摄取足量的蛋白质，高碳日少摄取脂肪，低碳日少摄取碳水化合物。三大营养素的建议摄取比例对照显示如下。

低碳日	高碳日
蛋白质 45%	蛋白质 40%
脂肪 35%	脂肪 20%
净碳水化合物 20%	净碳水化合物 40%

简单易行、事半功倍的饮食重点整理

选择优质蛋白质

优质蛋白质脂肪含量较低，包括鸡胸肉、猪里脊、金枪鱼、鸡蛋等。对于初学者来说，优质蛋白质能帮助你方便地找到自己所需摄取的蛋白质的量。

平衡蛋白质与脂肪摄取量

因为优质蛋白质也含脂肪，所以要先把握蛋白质的摄取量，再把握脂肪的摄取量。比如通过添加橄榄油、亚麻籽油、紫苏油、印加果油、苦茶油、牛油果油、椰子油等，就可以简单找到蛋白质与脂肪摄取量的平衡。

注意大叶蔬菜的摄入量

一些蔬菜煮过之后会缩小，这样的蔬菜需要多吃一些。如果买的是空心菜、红薯叶、油菜、芹菜这类纤维比较粗的蔬菜，可以少吃一些。

如果吃的是生菜沙拉，放在餐盘中的生菜叶片之间的空隙很大，未经烹煮的生菜叶片体积也较大，此时用目测法就会以为吃了足量的纤维，但其实摄取的量并不够，反而吃下了沙拉酱中的脂肪与糖。此时，生菜的量要增加2~3倍，沙拉酱的量尽量减少为宜（可以撒上薄盐替代沙拉酱）。

摄入抗性淀粉

不是所有的淀粉都会被唾液和胃液消化，这些不容易被人体消化吸收的淀粉就称为抗性淀粉（又称抗消化淀粉）。抗性淀粉有甜味，不用吃很多就可以满足口腹之欲。淀粉经过加热后再冷却（也可以简单地将含碳水化合物的食材加热再冷却），其中10%~20%的净碳水化合物会变成抗性淀粉。

相较于一般淀粉，食用抗性淀粉后对血糖水平的影响较小。当抗性淀粉进入肠道时，还能促进肠道蠕动，平衡肠道内的益生菌。摄入抗性淀粉对我们的好处：

满足口腹之欲，身心负担相对较轻；增加与平衡肠道内的益生菌；预防便秘；减少能量的摄取；相较于一般淀粉，吃同样的分量后，饭后血糖相对稳定。

总之，摄入抗性淀粉会让身心的负担都相对较轻，这是一种较"优化"的摄入碳水化合物类食物的方式。

每个人对于抗性淀粉的耐受度不同，而且无论如何，它的淀粉的本质并没有改变。如果你本身有慢性疾病，还是需要咨询医生后再考虑是否食用，如果你处于健康的状态下，建议使用书里的烹饪方式。抗性淀粉分为4个类型，本书中的美食以第三型抗性淀粉（RS3，也称老化淀粉）为食材。食谱中运用了将淀粉煮熟再冷却的简单步骤，使部分淀粉成为第三型抗性淀粉。因为抗性淀粉不会完全被分解，所以产生的能量比较少，1 g 抗性淀粉产生的能量为3.2~3.6 kcal，1 g 一般淀粉产生的能量为 4 kcal。

碳水循环饮食的三种简单日程安排

1. 一天高碳日搭配一天低碳日，交替执行，并在高碳日增加活动量。

第一个星期		第二个星期	
星期一	高碳日	星期一	低碳日
星期二	低碳日	星期二	高碳日
星期三	高碳日	星期三	低碳日
星期四	低碳日	星期四	高碳日
星期五	高碳日	星期五	低碳日
星期六	低碳日	星期六	高碳日
星期日	高碳日	星期日	低碳日

2. 一天高碳日搭配两天低碳日，并在高碳日增加活动量。

第一个星期		第二个星期	
星期一	高碳日	星期一	低碳日
星期二	低碳日	星期二	低碳日
星期三	低碳日	星期三	高碳日
星期四	高碳日	星期四	低碳日
星期五	低碳日	星期五	低碳日
星期六	低碳日	星期六	高碳日
星期日	高碳日	星期日	低碳日

3. 将高碳日安排在部分运动日，但要保证即使连续两天都运动（或每天都运动），也没有连续的两天是高碳日。

第一个星期			第二个星期		
星期一	低碳日		星期一	低碳日	
星期二	低碳日		星期二	低碳日	
星期三	高碳日	运动日	星期三	高碳日	运动日
星期四	低碳日		星期四	低碳日	
星期五	低碳日		星期五	低碳日	
星期六	低碳日	运动日	星期六	高碳日	运动日
星期日	高碳日	运动日	星期日	低碳日	运动日

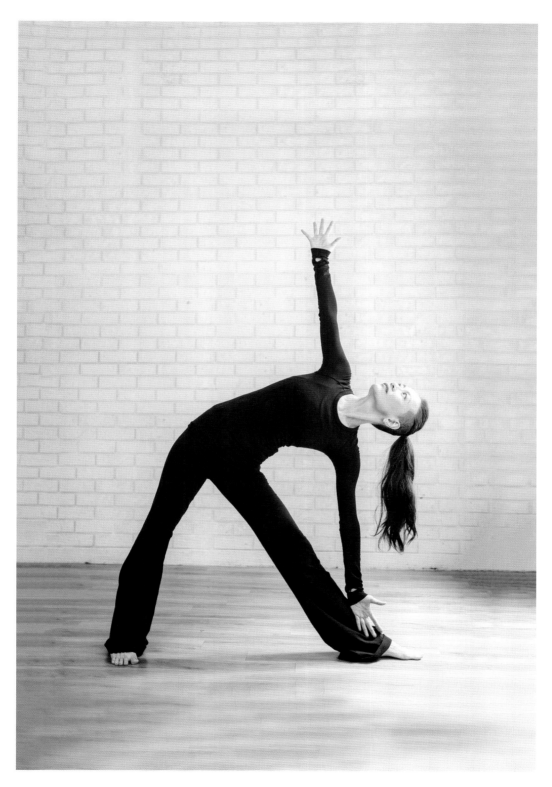

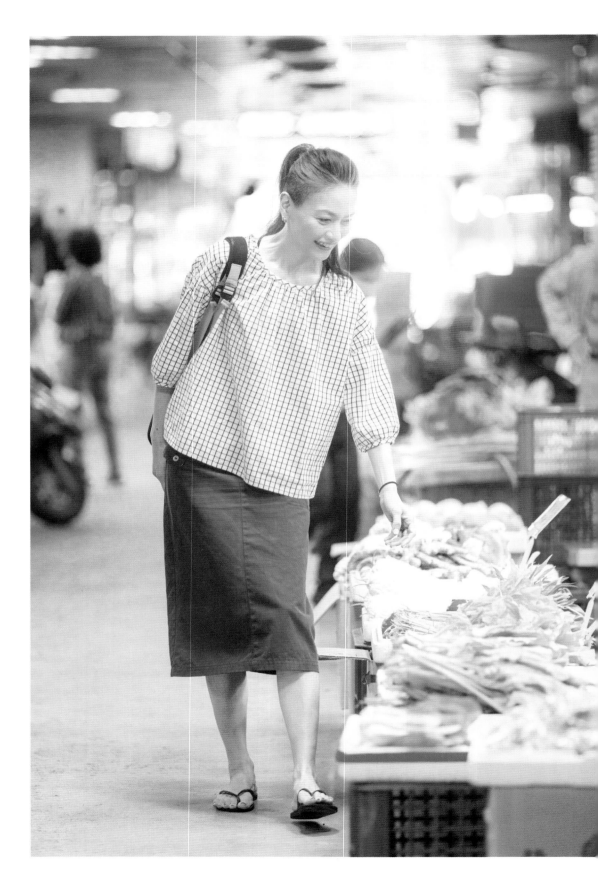

进阶者的碳水循环饮食方案

下文是碳水循环饮食三大营养素摄取量的完整的计算方式，能够让我们以更准确的方式计算出自己到底需要吃多少。

如果觉得这个篇章太长、不易阅读与理解，也可以直接跳到第 73~75 页的"搭乘碳水循环饮食的列车"，开始玩列车接龙游戏。到了哪一节车厢就回溯到哪一个章节中，善用每节车厢的锦囊小提示，走完并串联起每一节车厢之后，就会找到属于自己的宝藏。

也可以从简易的计算方式先开始，等到熟悉后，再学习完整的计算方式。

有效且正确地
测量体重

知道自己的
体型、体脂率与
腰臀比

了解基础代谢率
（Basal Metabolic Rate,
下文简称 BMR）
与
每日总能量消耗（Total
Daily Energy Expenditure,
下文简称 TDEE）

以第一星期的平均体重
为基准来重新调整
自己的饮食

找出自己
真正的 TDEE

计算出自己
三大营养素的
摄取比例与分量

有效且正确地测量体重

称 重 时 间

　　每天早上起床，上完洗手间后称重（如果每天起床后有排便的习惯，就等排便后再称重，如果没有这个习惯就在排尿后称重）。

起床后可以口含 15 ml 椰子油，反复漱口后吐掉，再用温水洗净口腔。之后，含一口温的淡盐水咽下，让水慢慢经过喉咙、滑至食道、流到胃里，唤醒消化道并帮助胃肠蠕动。	不建议早上喝太多水，如果喝水需要慢慢喝，以温水为佳。	轻柔地伸展身体（伸懒腰与转动关节）或走动，之后再测量体重。

体 重 秤 选 择

　　每个家庭都应该备一台体重秤，需要选择能显示出小数点后一位的。

所有的测量仪器都会有误差，可以准备一个标准重量的物品（如哑铃或者壶铃）来对比。	每两个月做一次哑铃称重，看看体重秤是否有误差。	若体重秤误差大于 0.2 kg，可询问生产商如何进行校正，或考虑重新购买。

称 重 方 式

请穿着内衣裤赤脚站上体重秤，直到数字稳定显示为止，体重数字取到小数点后一位。

请轻轻站上体重秤，再轻轻走下来。

体重秤要定期校正，校正后的体重秤准确度较高。

请准备一本小册子，记录日期与每日体重。

平 均 体 重 计 算

以 7 天为一个周期，用上述的方法称重，将 7 天的体重相加再除以 7，就得到了 7 天平均体重。体重上下起伏是很正常的事，请平和地看待每天体重秤上的数字。

人不会在晚上大吃一餐后，次日马上增加体重，增加的重量通常是体内滞留的水分。

虽然每天都要称重，但需要关注的是每星期的平均体重。

前一天大吃，次日早上看到体重数字上升，也无须难过。

综上，体重的记录和计算方式可以像下面这样。

田安石的 7 天体重								
第 1 天	第 2 天	第 3 天	第 4 天	第 5 天	第 6 天	第 7 天	7 天总和	7 天平均
49.8 kg	49.9 kg	49.7 kg	49.8 kg	49.8 kg	49.9 kg	49.7 kg	348.6 kg	49.8 kg

Q1 有必要每天测量体重吗?

A1 初学者有必要。如果想评估碳水循环饮食法的效果,以及每日摄入的食物作用在自己身上的效果,那么即使不是初学者也有必要每天测量体重。

Q2 体重数值的意义是什么?

A2 我们可以用体重数值,来衡量自己每日的饮食和作息是否合理,并及时了解自己的身体变化。这样,才能知道自己减脂的成果,进而根据这个数值调整每日饮食的摄取量与摄取的比例。

Q3 要用什么样的心情来看待体重的数值?

A3 只需要观察并如实记录,等计算出每星期的平均体重后再做调整。体重减轻无须开心,体重增加也不必担心,更不需要因为短期体重变化而犒赏或责备自己。

每星期平均体重才是我们真正需要参考的体重数值。身体消化食物与吸收养分需要时间与过程,以 7 天为一个周期所算出的平均数,是理想的体重参考值。

将第二个 7 天的平均体重与第一个 7 天的平均体重相比较,才有衡量体重增加或减少的意义。

虽然每天都要记录体重数值,但只需要关注每星期的平均体重即可。

不必过分在意每日体重,但因为它会影响到每星期的平均体重,所以还是要每日如实记录。

Q4 体重增加就代表变胖？体重减轻就代表变瘦？

A4 从外观上来讲，体重增加不一定代表变胖，体重减少也不一定代表变瘦。

肌肉量增加会使体重增加，但从外观上看起来却会显得较瘦。

如果体重没有增加，上衣和裤子穿上时变紧了，表示身体脂肪量有所增加，从外观上看起来也会显得较胖。

每个人在刚起床的时候体重最轻，晚上体重最重，这是正常现象，不代表晚上比早上胖。

拉肚子、脱水后体重减轻，不代表变瘦。

大量运动流汗后（热瑜伽或在天气炎热时进行大量运动）体重减少，不代表变瘦。

女性经前与经期体重增加，多数为体内水分增加，不代表变胖（除非大吃大喝）。

女性经前与经期体重增加，建议不要用经期的平均体重与非经期的平均体重对比，而是用月平均体重来衡量自己到底是胖了还是瘦了。

关于女性孕期、坐月子时期、哺乳期的体重增减问题，请咨询医生。

如果因病或因意外导致体重减轻，此时身体的肌肉量与脂肪量会同时下降，这样的体重减轻，不是真正的健康瘦。

Q5 可不可以不测量体重？

A5 可以，但前提是要相当了解自己的身体健康状况，并要对饮食与运动非常有经验。

在此前提下，可以不用每天测量，但仍要关注自己的体重。

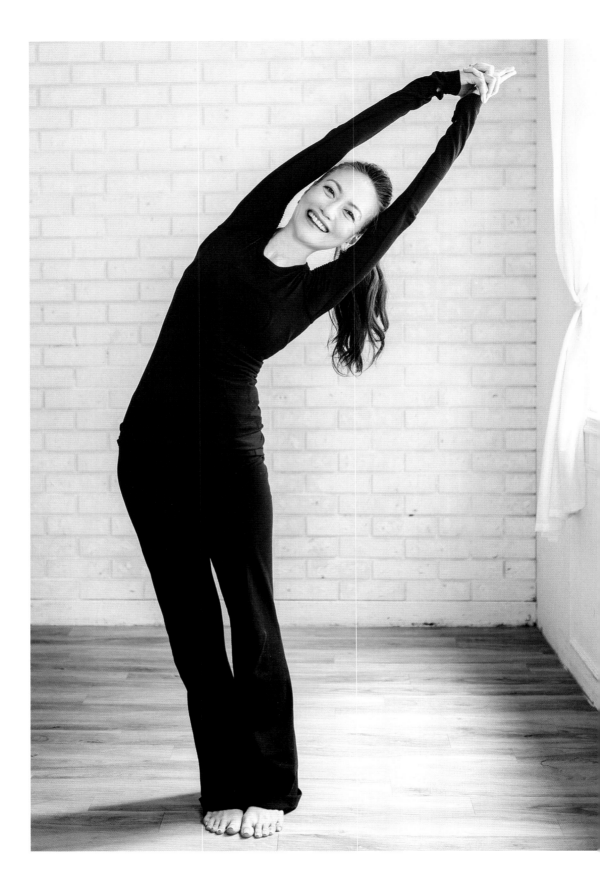

知道自己的体型、体脂率与腰臀比

体型

每个人都有自己的体型，体型分很多种，但最主要分为：圆身、扁身、宽肩和窄肩。

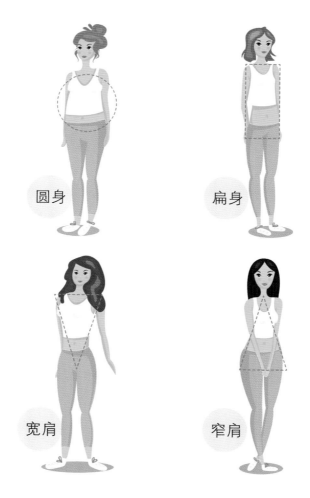

圆身　　　　　　　　扁身

宽肩　　　　　　　　窄肩

圆身的人常常有很美的双腿，屁股不会过于宽大，但是腹部容易堆积脂肪。从身后看身材，视觉上较瘦；从侧身看身材，视觉上较胖。圆身的人再怎么减脂，腰线都不会十分婀娜多姿。

扁身的人因为小腹脂肪不多，屁股又比较宽，所以看起来算是有腰线的身材，但双腿比较粗壮，胸部也相对比较小。从身后看身材，视觉上较胖（较宽）；从侧身看身材，视觉上较瘦（较扁）。扁身的人再怎么训练，都难以前凸后翘。

宽肩的人通常下半身都比较窄，而窄肩的人通常下半身都比较宽，这是因为上半身与下半身的比例本身就是对比形成的。

如果有一个女人刚好在圆身、扁身、宽肩、窄肩这四个维度中达到了最佳的平衡值，那就是所谓的完美身材的大美人。

体型跟胖瘦是两种概念，体型指骨骼与体格，胖瘦则指脂肪的多少。

基因与遗传造就了每个人的特色——五官、高矮、骨架的大小与身形比例，除非通过手术，否则这些很难在成年后有所改变，所以在面对自己的体型的时候，请宽容对待，这是每一个人之所以与其他人不同之所在。

我们在自己现有的条件上，不停地进行微小的优化即可，不断累积，成为更好的自己，并一直好下去。

体脂率

现代人往往希望减少身上的脂肪，其实适量的脂肪可以减缓外界对骨骼和内脏的撞击，减轻受到意外伤害的概率。但过多的脂肪等于肥胖，对健康来说亦具有杀伤力。

体脂率可以通过公式计算或者通过测量仪器测量得知。跟其他数值测量一样，体脂率的数值也会产生误差。如果换了方式，可能会导致误差加大，所以请持续用同一种方式测量。

成年男性体脂率（脂肪占比）计算公式 _{（计算过程中保留小数点后两位，结果取整数）。}

[（腰围厘米数 x 0.74） − （体重千克数 x 0.082） − 44.74] ÷ 体重千克数 x 100%

黑哲教练

腰围 74 cm │ 体重 66 kg

黑哲教练的体脂率

= [（74 x 0.74） − （66 x 0.082） − 44.74] ÷ 66 x 100%

= [54.76 − 5.41 − 44.74] ÷ 66 x 100%

= 4.61 ÷ 66 x 100%

= 7%

成年女性体脂率（脂肪占比）计算公式 _{（计算过程中保留小数点后两位，结果取整数）。}

[（腰围厘米数 x 0.74） − （体重千克数 x 0.082） − 34.89] ÷ 体重千克数 x 100%

田安石

腰围 61 cm │ 体重 49.8 kg

田安石的体脂率

= [（61 x 0.74） − （49.8 x 0.082） − 34.89] ÷ 49.8 x 100%

= [45.14 − 4.08 − 34.89] ÷ 49.8 x 100%

= 6.17 ÷ 49.8 x 100%

= 12%

依照年龄来看标准体脂率参考值。

年龄	20~29	30~39	40~49	50~59	60+
男性	7%~17%	12%~21%	14%~23%	16%~24%	17%~25%
女性	16%~24%	17%~25%	19%~28%	22%~31%	22%~33%

体脂率级别如下。

级别	必要脂肪	运动员	偏瘦	标准	微胖	肥胖
男性	3%~5%	6%~14%	15%~18%	19%~25%	25%+	38%+
女性	10%~14%	15%~20%	21%~25%	26%~32%	32%+	42%+

特殊身材者，比如举重选手、健美选手、专业运动员则有另外的计算方式。

具有相等 BMI［身体质量指数，体重（kg）÷ 身高^2（m）=BMI］的男性和女性，男性体脂含量比女性低。一个人即使体重仍维持在相同的水平，随着年龄的增长，在不进行特殊锻炼的情况下，体脂率也会有所增长。

用体脂测量仪器（人体成分分析仪）测量体脂，跟测量体重一样，早上测量的数据与晚上测量的数据会有差异，饭后测量体脂的话会突然变高。这是因为，体脂测量仪器是由体内的电流来推断体内的状况的，所以产生了误差值。为了减少测量体脂的误差，以固定时间测量为宜，身体缺水（运动出汗）、身体补水（吃完饭后）、体温升高（泡澡后）、体温降低（洗冷水澡后）的情况下都不适合，跟测量体重一样，早晨测量体脂是一个不错的选择。

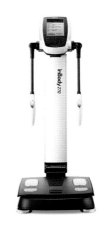

　　人体成分分析仪是利用生物电阻抗技术，测量身体水分、蛋白质、矿物质和体内脂肪的含量，再进行分析。通过人体成分分析仪报告，你会知道自己的体重、肌肉量、体脂率、BMI、内脏脂肪面积、基础代谢率等。人体成分分析仪报告亦包含节段肌肉分析及节段脂肪分析图表，无论自己的目标是局部雕塑身形线条还是整体减脂，该报告都可以有针对性地让你调整相关的塑身计划，以达到理想体型。

腰臀比

腰臀比是测量腰围和臀围的比例，测量方法是以身体最细处腰围（肚脐上方）的厘米数除以臀围最宽处的厘米数。

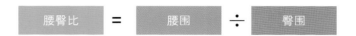

在健康方面，腰臀比比 BMI 更能提醒自己关注罹患代谢疾病的风险，腰臀比较低的人，脂肪累积在臀部和大腿；腰臀比较高的人，脂肪则是累积在腰部与腹部。而我们要知道，腰围粗、苹果形体型的人，比屁股大、梨形体型的人有更高罹患代谢疾病的风险。虽然体型是天生的，但我们依然可以靠后天的努力，尽量优化健康状况。

我自己喜欢的体型是穿衣显瘦、脱衣有肉，所以我喜欢体脂率偏低 + BMI偏高。这样代表身体的脂肪量少，但肌肉量多，所以腰臀比是我自己的测量重点。

腰臀比在男女性别上的健康与风险数值如下。

	健康	高风险
男性	小于 0.9	大于 1
女性	小于 0.8	大于 1

除了测量腰臀比，还可以测量胸围、腰围（测量肚脐上方 5 cm 及肚脐下方 5 cm）、上臂围、大腿围，这些都是脂肪容易累积的地方，测量并记录可以有效了解饮食控制的成效。所以，不要再因为增加了 1 kg 的体重斤斤计较，建议平和地看待与自己身体相关的数字。

知道自己的能量消耗

何谓 BMR？

　　BMR 为基础代谢率，有时也用静息代谢率（Resting Metabolic Rate，下文简称 RMR）和静息能量消耗（Resting Energy Expenditure，下文简称 REE）代替 BMR。假设一个人一整天什么都不做、什么也不想，只躺在床上静卧，这个人这一天，依然需要消耗能量来维持心跳、呼吸、循环等基本的身体运作，这最低的能量消耗就称为 BMR。

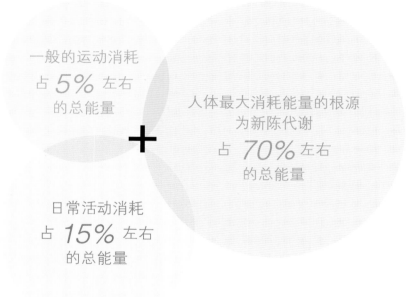

一般的运动消耗
占 5% 左右
的总能量

＋

人体最大消耗能量的根源
为新陈代谢
占 70% 左右
的总能量

日常活动消耗
占 15% 左右
的总能量

* 还有约 10% 是摄入食物后消化、吸收代谢所消耗的能量

　　所以对于想要长期控制体重的人来说，把增加身体的肌肉量与累积日常的活动量变成习惯，才是根本之道。

何谓 TDEE？

TDEE 是每日总能量消耗，是一个人维持体重（不变胖也不变瘦）每日所需要消耗的能量。

何谓 TDEE 参数？ TDEE 参数分为五个级别，依照每一个人醒着的时候的运动量来区分。

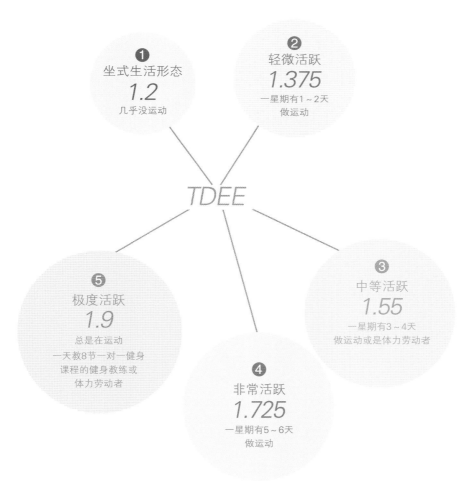

❶ 坐式生活形态
1.2
几乎没运动

❷ 轻微活跃
1.375
一星期有1～2天
做运动

TDEE

❺ 极度活跃
1.9
总是在运动
一天教8节一对一健身
课程的健身教练或
体力劳动者

❸ 中等活跃
1.55
一星期有3～4天
做运动或是体力劳动者

❹ 非常活跃
1.725
一星期有5～6天
做运动

	TDEE 内容		
	含义	占比 /%	备注
运动性活动产热 （EAT）	通过运动所消耗的能量	5	有意识地运动越久，则消耗的能量越多
食物热效应 （TEF）	摄入食物后消化、吸收、代谢所耗的能量	10	摄入大叶蔬菜或富含纤维质的食材与蛋白质，对能量消耗非常有帮助
非运动性活动产热 （NEAT）	除了有意识运动之外的所有活动的能量消耗	15	增加非运动性消耗的能量，对于能量的消耗有很大的帮助 在日常生活中，非运动性消耗的能量程度高的人，移动的频繁度是远高于其他人的
基础代谢率 （BMR）	假设一个人一整天什么都不做、什么也不想，只躺在床上静卧，这个人这一天依然需要消耗能量维持心跳、呼吸、肠胃蠕动等基本的身体运作，这最低的能量消耗就称为基础代谢率 有时用 REE 或 RMR 来代替 BMR	70	利用碳水循环饮食法在最适当的时机点回补肝脏，降低身体由于缺乏碳水化合物而降低新陈代谢的概率 利用碳水循环饮食法在运动前后补碳，能有效帮助肌肉生成，提升代谢率 我们无法停止让身体老去，但我们可以维持年轻与开放的心态，随时学习与更新自己的知识与技能

TDEE 参数				
坐式生活形态	轻微活跃	中等活跃	非常活跃	极度活跃
参数 1.2	1.375	1.55	1.725	1.9
定义 几乎没运动	一星期1~2天运动	一星期3~4天运动	一星期5~6天运动	总是在运动
解说 只进行通勤，或在家里、公司里走动（倒水喝、上厕所等）	每星期至少运动1次，而且运动强度足够强	每星期至少运动3次，而且运动强度足够强	每星期至少运动5次，而且运动强度足够强	总是在从事与强度足够强的运动一样的行为
生活形态与归纳分类 一般文职工作的上班族 宅在家打游戏无须为生计担忧的人 不需要自己做饭、打扫、带孩子的家庭主妇 年长者或体能不堪承受重大负荷的人	饭后闲逛的轻运动，要时间够长、走得够久才能达到效果 不习惯运动或者身体需要恢复者，请善待自己慢慢开始	适时适量地安排自己运动的次数与时间，在生活没有重大变化之前，一直维持 因为身体对于规律的运动会产生惯性，建议适时调整强度与频率来让效果最大化	非常喜欢运动，需要思考的点为：自己可以持续这样的运动量多久、到多大年纪？ 当自己无法再这么频繁运动之后，是否有其他规划？	运动员或者专业运动教练 参加极限运动或者从事短期突破自我之行为者（如登顶喜马拉雅山） 体力劳动者，特别是经常负重的劳动者（如搬运工人）

如何计算自己的 BMR？

女：665 +（9.6 × 体重千克数）+（1.8 × 身高厘米数）-（4.7 × 年龄）

例 田安石的体重为 49.8 kg，身高 170 cm，年龄 52 岁

则 BMR 为：

665 +（9.6 × 49.8）+（1.8 × 170）-（4.7 × 52）

= 665 + 478 + 306 - 244

= **1205 kcal**

＊ 计算过程中四舍五入取整数。

男：66 +（13.7 × 体重千克数）+（5.0 × 身高厘米数）-（6.8 × 年龄）

例 黑哲教练的体重为 66 kg，身高 180 cm，年龄 28 岁

则 BMR 为：

66 +（13.7 × 66）+（5.0 × 180）-（6.8 × 28）

= 66 + 904 + 900 - 190

= **1680 kcal**

＊ 计算过程中四舍五入取整数。

请拿出一支笔，在以下的公式里，填上自己的体重、身高、年龄，算出自己的 BMR。

女：

665 + 9.6 × ⬚ 体重（kg） + 1.8 × ⬚ 身高（cm） - 4.7 × ⬚ 年龄 = ⬚

男：

66 + 13.7 × ⬚ 体重（kg） + 5.0 × ⬚ 身高（cm） - 6.8 × ⬚ 年龄 = ⬚

找出自己真正的 TDEE。

| BMR | × | TDEE 参数 | = | TDEE 一天消耗的能量（一天需要摄取的能量） |

例1

田安石的 BMR = 1205 kcal，一星期1~2天运动=1.375

所以田安石的 TDEE = 1205 × 1.375 = 1657 kcal

田安石每天摄取 1657 kcal 的能量，维持体重与身体运作。

如果有一星期田安石安排自己骑自行车环岛7天行，

则那星期的 TDEE = 1205 × 1.9 = 2290 kcal

如果有一星期田安石休假在家追剧，三餐都叫外卖，

则那星期的 TDEE = 1205 × 1.2 = 1446 kcal

如果有一星期田安石有2天重量训练日，有5天休息日，那么就在重量训练日进行高碳饮食，休息日进行低碳饮食。

* 计算结果四舍五入取整数。

例2

黑哲教练的 BMR = 1680 kcal，每天教授一对一的重量训练课的授课超过8堂以上=1.9

所以黑哲教练的 TDEE = 1680 × 1.9 = 3192 kcal

黑哲教练每天摄取 3192 kcal的能量，维持体重与身体运作。

　　请记得，任何数值都只具备参考价值，而不是绝对准则。 意思是，再精准地计算能量，也依然是供自己参考之用，因为误差一定存在。靠自己一星期后的平均体重来当指标，最具调整价值。

计算三大营养素的摄取比例与分量

1. 先决定要摄取多少蛋白质。

如果一个人的减脂时间比较久，或者体脂率很低（本身是职业运动员或教练），那么身体会需要较多的蛋白质，所以建议量为每 1 kg 体重，摄取 2.4~3 g 的蛋白质来维持身体运作。

例: 田安石的体重为 49.8 kg，她每日需要的蛋白质摄取量为 119.52 g~149.4 g。这样的计算跟初学者的碳水循环饮食方案中的简易计算的结果不会相差很大，差别在于自己是否需要这么细算。每个人的执行方式都不一样，各取所需，适时调整，让自己喜欢上自己所选择的生活与饮食方式，才能走得稳健与持久。

身体脂肪比较多，只在短时间内控制能量摄取的人可以减少蛋白质的摄取，摄取量以每 1 kg 体重少于 2.4 g 的蛋白质为基准。

什么时候应该增加蛋白质的摄取量?

★ 很容易饿，还没到下一餐就觉得很饿。　　★ 不喜欢吃太油腻的食物，必须增加蛋白质的摄取量。　　★ 运动量很大。

★ 身体比较虚弱（要补充液体蛋白质，请参见第126~139页植物奶饮品食谱）。

2. 再决定要摄取多少碳水化合物。

低碳日　每日摄取不低于 70 g 净碳水化合物——田安石计划在低碳日摄取 75 g 净碳水化合物

高碳日　每日摄取不高于 200 g 净碳水化合物——田安石计划在高碳日摄取 150 g 净碳水化合物

3. 最后算出要摄取多少脂肪。

以田安石每日摄取 1500 kcal 为例，蛋白质每日摄取量定为 149 g。
计算公式如下。

> {1500 − [（蛋白质摄取克重 x 4）+（净碳水化合物摄取克重 x 4）]} ÷ 9 = 脂肪摄取克重

低碳日摄取脂肪克重

{1500 − [（149 × 4）+（75 × 4）]} ÷ 9

= [1500 −（596 + 300）] ÷ 9

=（1500 − 896）÷ 9

= **67.11 g**（取 67 g 即可）

高碳日摄取脂肪克重

{1500 − [（149 × 4）+（150 × 4）]} ÷ 9

= [1500 −（596 + 600）] ÷ 9

=（1500 − 1196）÷ 9

= **33.77 g**（取 34 g 即可）

可以算出田安石的低碳日与高碳日的三大营养素摄取量如下。

	低碳日	高碳日
蛋白质（g）	149	149
净碳水化合物（g）	75	150
脂肪（g）	67	34
总能量维持在1500 kcal左右		

低碳日与高碳日三大营养成分的能量比例如下。

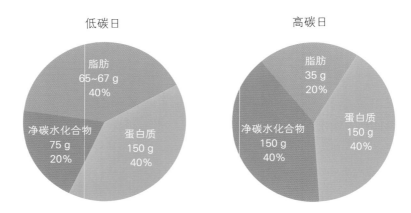

在忙碌的商业社会中，无论是上班族还是全职妈妈，都偶尔会想在外面吃饭，这是正常的，所以不要把自己逼得太紧，休息一下能让你走得更远。

补充蛋白质 最快的方法	补充碳水化合物 最快的方法	补充脂肪 最快的方法
超市或便利商店： 鸡胸肉、蛋、无糖豆浆	超市或便利商店： 红薯、香蕉、巧克力牛奶	超市或便利商店： 夏威夷果（坚果）、酸奶油、奶油
餐厅： 烤鸡、牛排（不含酱料）、生鱼片、鱼排（不裹粉）、海鲜类	餐厅： 五谷饭、豆类、烤土豆（不加奶油）	餐厅： 餐厅使用的食用油多半不如自己家里使用的好，建议去餐厅不要选择过油的食品

依照食谱标示三大营养素的重量，可找出自己低碳日、高碳日各要吃多少。

低碳日

吃一份第 101 页食谱中的黑啤酒琵琶腿烧鸡，就已接近这天的三大营养素摄取量，如下表。

	蛋白质 摄取目标 149 g	脂肪 摄取目标 67 g	净碳水化合物 摄取目标 75 g
已摄取	134 g	65 g	15 g
还可以多吃	15 g	2 g	60 g

所以可以再任选以下食物，进行补充：

★ 在黑啤酒琵琶腿烧鸡中加入 100 g 土豆一起炖，补足净碳水化合物。

★ 水煮蛋 2 个（蛋白质 16 g、脂肪 14 g、净碳水化合物 2 g），补充蛋白质（因蛋黄蓄积脂肪，故可少摄取净碳水化合物）。

★ 自己做的豆浆，可以同时补充蛋白质与净碳水化合物。

★ 3 份大叶蔬菜。

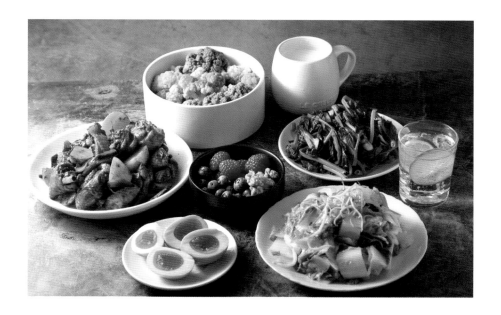

吃两份第97页食谱中的夜市盐酥鸡，就已接近今天的三大营养素摄取量，如下表。

	蛋白质 摄取目标 149 g	脂肪 摄取目标 34 g	净碳水化合物 摄取目标 150 g
已摄取	144 g	20 g	60 g
还可以多吃	5 g	14 g	90 g

所以可以再任选以下食物，进行补充：

★鸡蛋 1 个（蛋白质 8 g、脂肪 7 g、净碳水化合物 1 g），100 g 牛油果（蛋白质 2 g、脂肪 15.3 g、净碳水化合物 7.4 g）也很适合。

★蓝莓贝果 1 个（净碳水化合物 40 g）。

★红薯 250 g（净碳水化合物 50 g）。

★一些坚果。

★ 3 份大叶蔬菜。

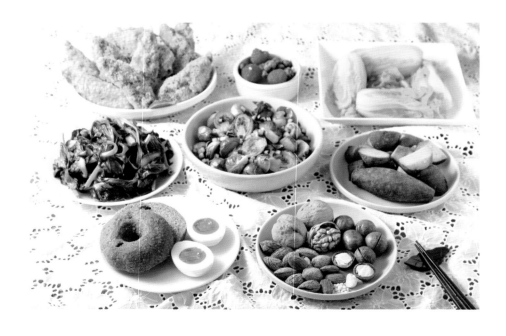

搭乘碳水循环饮食的列车：
了解自己的身体所需

接下来是一列关于碳水循环饮食的列车，在每一节车厢中，都需要你动一点点脑筋，进行小小的行动去寻宝接龙，才能找到属于自己的宝藏（信息或数字）。

每通过一节车厢，你就能更了解自己的身体所需。有时你能轻轻松松就通过，走到下一节车厢；有时则需要一些脑力思考与加加减减，才可以找到宝藏。

当你完成了整个接龙，就会知道自己真的可以享受很多美味又不会发胖，有趣又有意义。

如果遇到困难，翻至锦囊提示的页数就可以找到线索。

★跟几位好朋友共同完成接龙。

★2星期后，用那时的数据，对照自己在这列列车上已填上的数字，看看是否有变化。

★通过长期的记录，你可以写出一部属于自己的减脂历史。穿衣镜固然要照，但历史更是一面万年不破的明镜。只要对照自己的减脂历史进行对比，便可以知道当下的问题到底出在哪里。

开始

欢迎搭乘碳水循环饮食的列车！
列车即将出发。
请带着愉快的心情完成此次旅程。

第1节车厢

女性本身身体脂肪含量就高，所以在饮食的过程中，更需要注意净碳水化合物的摄取方式。

请填上你的性别。

第2节车厢

测一下自己一星期的平均体重吧，并填上数字。

kg

在第52页找得到测量体重指南

第3节车厢

身高也很重要，请填上你的身高。

cm

第13节车厢

1 g脂肪
= 9 kcal能量

熟记通关密语。

第12节车厢

1 g蛋白质
= 4 kcal能量

熟记通关密语。

途经洗手间，
解放舒缓，听雨观瀑。

在接下来的过程中，需要收集到三把钥匙来拆解TDEE。

第一把钥匙：蛋白质
第二把钥匙：脂肪
第三把钥匙：净碳水化合物

第14节车厢

1 g净碳水化合物
= 4 kcal能量

熟记通关密语。

FIXES 黄金规则（梅默特·奥兹提出）

F：脂肪摄取的平衡
I：摄取优质并足量的蛋白质
X：慎选并摄入足量的水果蔬菜
E：摄入提供即时能量的碳水化合物类食物
S：在特殊场合与需求下可以吃糖

摄入那些生长、采收较为原始的，到餐桌上样貌改变越少的食物越好。

第15节车厢

决定自己要摄取多少蛋白质。

每1 kg体重，要吃3 g的蛋白质

计算一下自己每天要吃多少蛋白质，并写下。

☐ 体重（kg）x 3 g
= 每天摄取 ☐ g蛋白质
= ☐ kcal总能量
（1 g蛋白质 x 4 kcal能量= 总能量）

请翻至第68页详读蛋白质摄取建议量，填上数字做计算

第16节车厢

决定自己要摄取多少净碳水化合物。

建议低碳日约75 g
高碳日不要超过150 g

第17节车厢

最后算出自己要摄取多少脂肪。

低碳日摄取　　　高碳日摄取

g 脂肪　　　g 脂肪

直接送分，公式如下：
{TDEE −〔（蛋白质摄取克重 x 4）+（净碳水摄取克重 x 4）〕}÷ 9 = 脂肪摄取克重

TDEE在第11节车厢

第4节车厢

体脂率有两种方法得知，可直接去专业运动中心用人体成分分析仪测量，也可以使用简单的公式计算出来，算出后请填上百分比的数字。

%

在第59页找得到如何计算体脂率

第5节车厢

我喜欢穿衣显瘦、脱衣有肉，让我们一起去第61页找到自己的腰臀比，并填上数字。

在第61页找得到如何测量腰臀比

第6节车厢

体重增加，除了腰臀，最容易胖的地方还有5处，哪一处是你最在意的？哪一处最容易发胖？那里的体围是几厘米？

测量方法在第61页，准备好软尺，记录自己的数字，之后可以用来与成果做对照

第7节车厢

到目前为止还蛮有趣的，对吗？

这节车厢是餐车，休息一下吧！想想自己的体态与上一餐吃了些什么，是不是该喝杯温水了呢？

第8节车厢

运用脑力，算出自己的BMR，并填上数字。

BMR =

BMR计算公式在第66页
提示：准备计算器

第11节车厢

第8节车厢算出的BMR乘以第10节车厢圈起来的红色数字，就是自己真正的TDEE。
写下这个数字。

TDEE =

真正的TDEE

第10节车厢

静下来思考一下自己属于哪一种活动类型的生活形态？选一种形态，圈一个代表自己的红色数字。

1.2   *1.375*   *1.55*   *1.725*   *1.9*

坐式   轻微   中等   非常   极度
生活形态   活跃   活跃   活跃   活跃

第9节车厢

再次检视BMR的答案，再填一次数字。

BMR =

请再次记得碳水循环的几大要点：

1. 每一餐都要有足量的蛋白质。
2. 每一餐都要有足量的膳食纤维。
3. 高碳日与低碳日可以随着自己的作息来安排，但高碳日不连续（除非运动太过激进）。
4. 蛋白质可以跟优质碳水化合物一起摄取，也可以跟优质脂肪一起摄取。
5. 尽量避免脂肪与任何碳水化合物一起摄取的机会。
6. 如果想要积极减脂，可以减少高碳日的分布，但不宜完全删除高碳日。
7. 如果真的想来一个甜甜圈，可以在运动日，在吃完正餐之后吃。

第18节车厢

高碳日的三大营养素摄取量各为：

高碳日	蛋白质	净碳水化合物	脂肪
克重	（ ） （第15节车厢）	（ ） （第16节车厢）	（ ） （第17节车厢）

低碳日的三大营养素摄取量各为：

低碳日	蛋白质	净碳水化合物	脂肪
克重	（ ） （第15节车厢）	（ ） （第16节车厢）	（ ） （第17节车厢）

第19节车厢

恭喜完成碳水循环饮食列车接龙寻宝！
回头看一眼在第18节车厢的数字，是不是多了一份安心？在知道自己该吃多少的同时，无须锱铢必较，大方向抓稳就好。

第20节车厢

请记得人是活的、生命是变动的，饮食要与生活做搭配，因此是需要调整的，如同随着四季变换，需要穿上不同的衣服一样。
在下一星期的开始，请搭乘第2、4、5、6节车厢，查看自己身体的变化，作为下一星期饮食修正的参考依据。

精算能量？ 不算能量？
正确解读能量

什么是卡路里？

卡路里是一种能量单位，它的定义是在 1 个大气压之下，让 1 g 水提升 1 ℃所需要的能量。在实验室里，通过专门的卡路里度量容器，充分燃烧食物后得出的数值即是卡路里。

每种食材的消化过程不一样

每种食材的消化过程不同。消化蛋白质所需的能量，比消化等量淀粉的能量要多。淀粉会在口腔中被分解成麦芽糖，所以吃米饭时能感受到一丝丝甜味。即使同样都是糖，不同的结构也会导致其消化过程不同，比如葡萄糖几乎就不需要任何消化过程，吃下去就可以被人体快速吸收。反式脂肪、饱和脂肪（肥肉）、坚果的不饱和脂肪，无论是消化过程还是对我们身体的影响都完全不同。消化的过程十分复杂，因此无论是依照 APP 还是网站的能量计算方式，都不可能精准计算出身体实际吸收的能量。

我们的身体是非常精密的有机体，经过世世代代的演化，使这个有机体特别会储存能量（变胖），因为身体知道一旦缺乏能量，就会影响到生存。而且，我们一出生就有进食的本能（吸吮），为的就是维持生命。

身体里，并没有一个吃进多少就消化、吸收多少的计算公式。身体进行消化的过程，也不是如同拿一把火去烧所有的食材直到完全碳化，每个人的

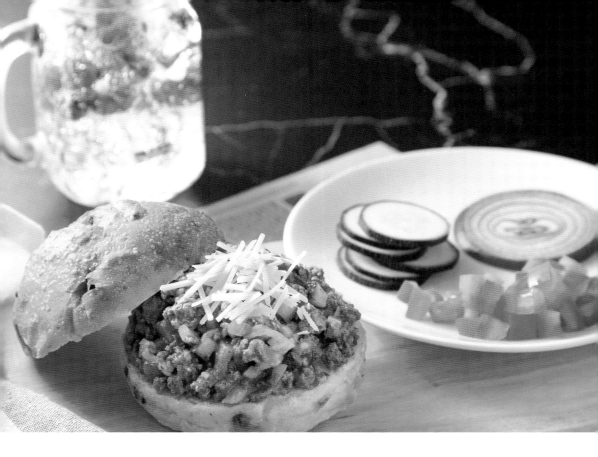

身体消化状况，也都因为遗传、年龄、内分泌、心情、睡眠、肠道内益生菌等诸多的因素而产生差异。另外，很多食物会因为每个人的咀嚼习惯不同而产生不同的消化状态，比如有些人吃了金针菇和硬玉米，会难以消化，第二天这些食物就容易以食物原形从肠道排出。那么遇到这样的情况，是否意味着我们吃了 50 kcal 的金针菇加 50 kcal 的玉米，所以共计吃了 100 kcal 呢？

当然不是 。

所以只单纯地计算能量，而不考虑其他因素是不够准确的。

能量对我们的意义

1. 能量的存在是一种依据，可以作为参考之用。我们可以远离能量爆表食品，如薯片、糖果、泡面等。

2. 没有两头牛是一样壮的，没有两只猪是一样胖的，没有两个苹果是一样甜的，网络上标注的食物营养成分都是取的平均值。

3. 不同的烹饪方式会使营养成分不同。干煎或用空气炸锅炸能让荤食减少油脂，油炸则会增加食物的油脂，烧烤、烘焙过度，会导致食物碳化而使食物的能量降低……营养成分会因为烹饪方式的改变而改变，所以对于是否需要计算能量的问题，见仁见智。

4. 计算能量，是为了帮助自己了解自己的摄食是否均衡。

5. 仔细看营养成分，可以让自己了解什么食物是高能量的，但同时还需要注重食材的本质以及新鲜程度。

6. 经过学习之后，应该学会如何在饮食上做调整。

▶ 一定要摄食负能量食物

负能量食物指的是消化时所需要的能量大于其本身能提供的能量的食物，这类食物通常都含有大量的纤维素与维生素（比如绿叶蔬菜），对减脂非常有利，因为在进食与消化这类食物过程中就可以消耗不少能量，如进行咀嚼、吞咽、肠胃蠕动，分泌胃液胆汁以及将食物消化成尿液和粪便时。

举一个例子，比如我们吃 100 g 西芹，西芹能提供 14 kcal 能量，而消化、吸收、排泄西芹需要 40 kcal 能量，吃西芹所产生的能量效应就是 –26 kcal。这就是所谓的负能量食物。所以，想有效减脂，一定要摄食各种蔬菜。

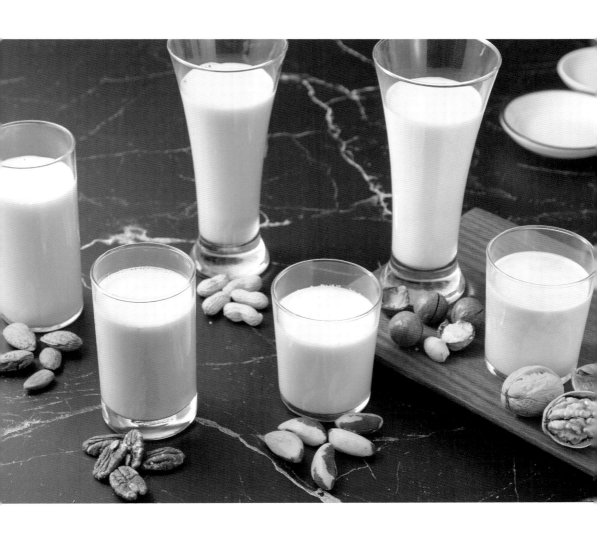

使减重更有效的 12 组有趣的对照图

320 kcal　　520 kcal

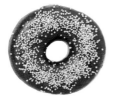 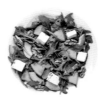

食物的能量不是进食时唯一的考量因素，优质食材没有人工添加物，富含多种营养，它的能量可能高于一个甜甜圈，但它能让我们的饱腹感持续得更久。

感到悲伤与孤单　　感到满足与快乐

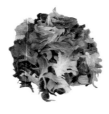

同样是吃一盘沙拉，添加多种食材，可以达到视觉的满足，进而能有效满足食欲，同时能均衡地摄取微量营养素。

1600 kcal　　1600 kcal

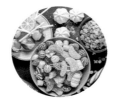 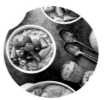

相同的1600 kcal，我们的选择决定了自己的身形是否匀称与身体是否健康。

没有人会因为吃了一盘生　　也没有人会因为吃了一个
菜沙拉而变成仙女　　甜甜圈而体重激增

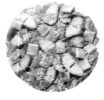 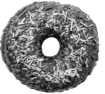

减脂有成效是因为能坚持不懈，坚持就是进步。

有时间自己下厨　　没时间自己下厨

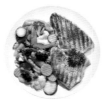 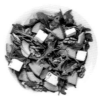

都可以很健康。

减糖　　增肌需要多摄取优质
可以减脂　　碳水化合物

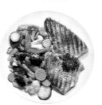 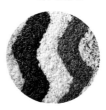

坚持运动搭配摄取优质碳水化合物，才能维持身体肌肉量（而非一味地减脂），这有助于长期维持体重并保持营养均衡。

2分钟吃完　　　　15分钟吃完

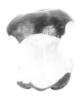 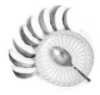

蔬果的大小，能影响进食的速度，
试着将蔬果切成小块慢慢咀嚼，因为细嚼
慢咽可以满足口腔咀嚼的欲望。

我选择的都是　　　　虽然选择了优质食材
优质食材　　　　　但是也只摄入自己身体
所以可以放心吃　　　　　所需要的量

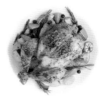 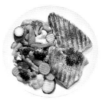

无论食材有多好，
适时适量地摄入才会让自己
更加健康，身材也更好。

健康饮食约等于　　　　健康的食物也可以
难吃与无趣？　　　　　　美味多变！

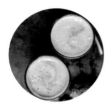 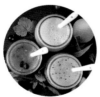

改变"健康饮食就是
吃草或吃难吃的食物"的观念。

这是值得吃的　　　　这是过度加工的
食物　　　　　食物，最好别吃

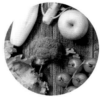 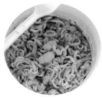

很多市面上贩售的食物都经过过度加工，
能量过高。

健康与否　　　　　健康与否
不在于多吃　　　　也不在于少吃

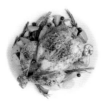

找到自己应该吃的分量并慎选食材，
并在对的时间进食。

短暂地让自己　　　　长期让身体开心
开心的食物　　　　　　的食物

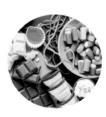 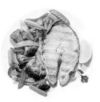

人生不是只有一朝一夕，人生是
一场耐力赛，路要走得长久稳健。

黑哲教练 Q&A 小教室

Q1 酒里面含有碳水化合物吗？

A1 白酒不含，白酒只能带给身体能量，但没有任何营养素；调酒或者有甜味的酒则含有糖。

Q2 只要多吃蛋白质就会增加肌肉量吗？

A2 不会。我们需要坚持高强度的训练（运动），摄入含高蛋白质与高碳水化合物的食物，搭配充足的睡眠，才有机会增加肌肉量。

Q3 我喜欢运动也喜欢重量训练，但我怕变成那种很壮的身材（都是肌肉）。

A3 不太可能。因为长肌肉很难，除非是以专业健身教练或体育选手的标准要求自己，否则不可能变成"肌肉哥哥"或"金刚芭比"。

Q4 有越吃越瘦的食物吗？

A4 有。含糖量少且富含大量的膳食纤维的食物（比如西芹），消化与代谢它所用掉的能量会大于它本身提供的能量，产生能量赤字。

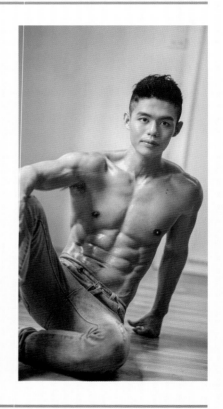

Q5 选择优质脂肪是最重要的吗？

A5 注重ω–3脂肪酸、ω–6脂肪酸摄取量的平衡，与选择优质脂肪一样重要。ω–6脂肪酸非常容易摄取，猪肉、猪油中含量很高；ω–3脂肪酸则相对难摄取到，鱼肉内含量较高。所以要多摄入富含ω–3脂肪酸的食材，例如：鸡蛋、草饲牛肉、鱼肉、亚麻籽（油）、印加果（油）、夏威夷果、榛子等。同时，要谨慎摄入富含ω–6脂肪酸的食材，例如：猪肉、猪骨汤、猪油、杏仁（粉）等。

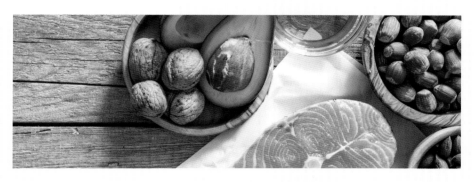

Q6 既然膳食纤维对减重来说这么重要，是成功的关键点之一，那是不是能多吃就尽量多吃？

A6 不是。因为膳食纤维无法被人体消化、吸收、利用，所以摄入过多会造成肠胃的负担过大，容易导致胀气，一个人一天吃适量的蔬菜量就够了。

Q7 执行碳水循环饮食法的过程中，怎样的体重减轻的速度是正常且健康的？

A7 每星期体重减轻的量不宜超过总体重的1%。体重下降过快对身体没有任何好处，让人瘦得快的饮食法并不一定是最好的饮食法。体重下降越快的减肥方法，导致复胖的概率越高，每星期体重下降的量达到总体重的1%已经算非常多的了。

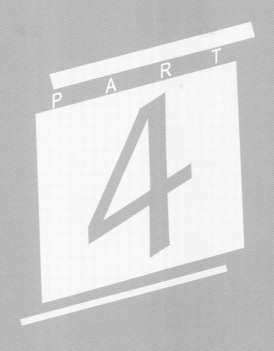

PART

4

食　谱

写在食谱之前——缤纷的健美之路

在你阅读这本书的食谱的过程中，我想请你进入想象，想象自己置身于一间星级自助餐厅里，你有各式各样的选择，感动于食物给你带来的丰盈与美好，在这里，只需要清楚地知道自己今天吃什么、吃多少、什么时候吃，然后就能按图索骥，细细品味。每一餐都走在缤纷的健美之路上，每一口吃起来都是如此的兴致盎然。

近 20 年来，肥胖与患现代慢性疾病的人数日渐攀高，这些健康问题也让许多人的日常饮食有了不少的束缚。出于对饮食自由的渴望，为了摆脱很多食物都没法吃的桎梏，最时尚的饮食新趋势——碳水循环饮食已经悄悄地来到，它为我们铺好了健美饮食的缤纷之路。

在日常生活中，享受美食是很多人的乐趣，也是很多人为自己充电的能量来源。我希望能通过碳水循环饮食，让更多人享受生活——任何一本食谱的菜式，信手拈来；街头巷尾的餐厅或小吃店，进出无碍；走进厨房做出家常料理，乐趣横生。

为了落实碳水循环饮食，以有效减脂，下文的碳水循环饮食食谱从主餐到点心、从饮品到水果，都以简单方便为主旨，方便读者执行，同时，还附加亮点，让食谱更有新意。其中，有些是祖传食谱，有些则是参考了哈洛德·马基的《食物与厨艺》这本书中的食谱，无论是哪种，都以全方位平衡、足够的养分摄取为基准，以用美味的食物滋养身体与满足心理为依归。

食谱中标注了三大营养素的含量，以作为参考之用（前文也有关于我们该如何看待能量的篇章，通过阅读能让能量在减脂过程中的意义更明晰）。

关于对待饮食法、健美与减脂，我衷心地希望，让生命多一些自由，让食材多一些选择，让吃饭少一些束缚，让笑容多一些灿烂。

简单易做的肉类料理

这里介绍的肉类料理的食材都简单易得，
这些料理无论是现做现吃或当作便当都适合。

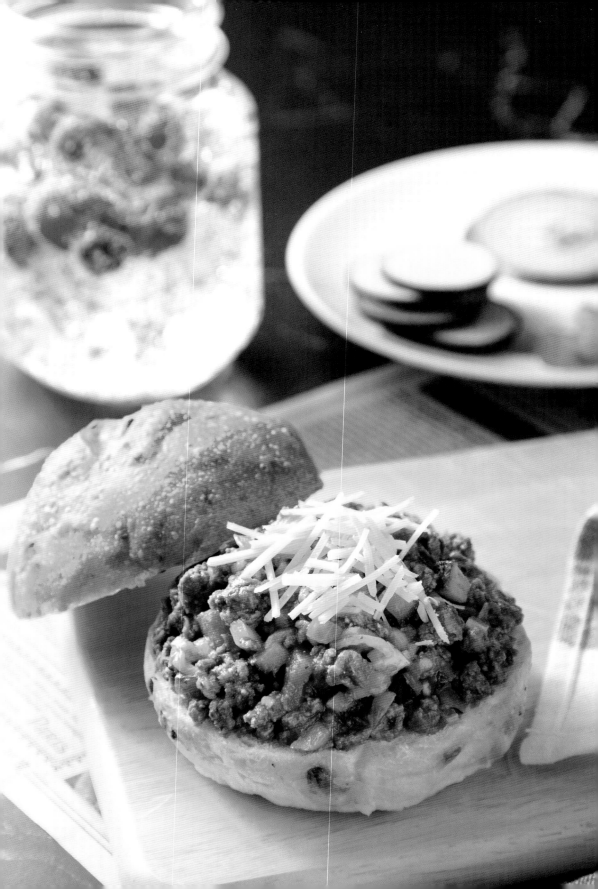

懒人汉堡

营养成分：1份食谱（不含顶饰）

能量（kcal）	蛋白质（g）	脂肪（g）	净碳水化合物（g）
2100	200	120	40

食材

橄榄油 15 g
蒜 15 g（去皮，切碎）
洋葱 135 g（洗净，去皮，去心，切丁）
西葫芦 110 g（洗净，切丁）
低脂牛肉碎 500 g
白胡椒粉适量
意大利面番茄酱 350 g
赤藓糖醇 1 大匙（可省略）
柠檬汁 $^1/_2$ 大匙（可酌量使用）
海盐适量
帕玛森奶酪丝 200 g（也可使用切达奶酪丝）
生菜适量

顶饰

帕玛森奶酪丝
西红柿丁、橄榄或酸黄瓜（可依个人喜好添加）

做法步骤

❶ 用橄榄油将蒜爆香，加入洋葱与西葫芦炒软后起锅，滤掉多余的水后取出备用。

❷ 在同一个锅中将低脂牛肉碎炒熟（如果有出水，则要倒掉多余的水）。

❸ 将步骤 1 的洋葱、西葫芦与步骤 2 的低脂牛肉碎拌炒均匀。

❹ 加入白胡椒粉、意大利面番茄酱、赤藓糖醇、柠檬汁与海盐，充分拌炒均匀。

❺ 最后加入帕玛森奶酪丝，奶酪完全融化时有收汁的效果，收汁之后即可起锅。

❻ 放到生菜上，再撒上帕玛森奶酪丝、西红柿丁、橄榄或酸黄瓜即可享用。

食谱亮点

＊慰藉食物是指满足味蕾、嗅觉、视觉、身体、心理、灵魂的食物。这道懒人汉堡就是这样一道食物，它的做法非常简单，随做随吃。没吃爽？那就再来几大勺肉酱吧！

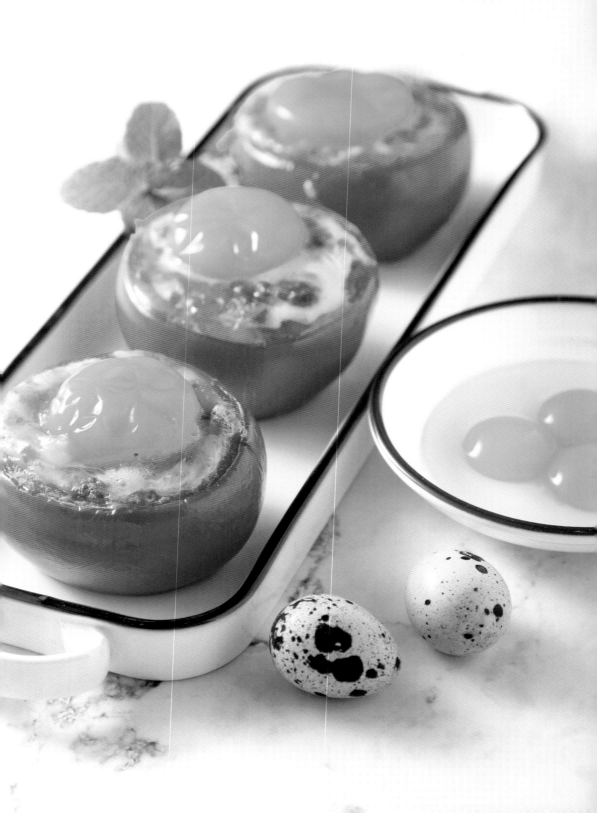

西红柿牛肉封

营养成分：1个（不含顶饰）

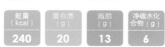

能量 （kcal）	蛋白质 （g）	脂肪 （g）	净碳水化 合物（g）
240	20	13	6

食材

橄榄油 1 大匙
蒜 10 g（去皮，切碎）
洋葱 135 g（洗净，去皮，去心，切丁）
低脂牛肉碎 250 g
海盐适量
白胡椒粉适量
帕玛森奶酪丝 100 g
西红柿 8 个（洗净，切除蒂，底部再切下约 1 cm 的厚片，将西红柿中间挖空）
鸡蛋 8 个（很小的土鸡蛋，蛋黄与蛋清分开使用）

顶饰

帕玛森奶酪丝（可省略）

做法步骤

❶ 用橄榄油将蒜爆香，加入洋葱翻炒，待洋葱炒软后起锅，取出备用。
❷ 在同一个锅中将低脂牛肉碎炒熟，同时加入海盐与白胡椒粉调味（如果有出水，则要倒掉多余的水）。
❸ 混合步骤 1 的洋葱与步骤 2 的低脂牛肉碎，再加入帕玛森奶酪丝拌炒均匀备用。
❹ 烤箱预热至 160 ℃（上下火都开）。
❺ 在挖空的西红柿中装入一个蛋清，再装入步骤 3 的食材至约八分满，之后将西红柿放在垫好烘焙纸的烤盘上，烘烤 20 分钟。
❻ 拉开烤箱门，放上蛋黄、撒上帕玛森奶酪丝（小心烫手）。
❼ 再烤 10 分钟即可享用。

食谱亮点

＊挖掉的西红柿的籽与心，可以留下来做第110页的祖传私房彩虹炖菜。
＊因为做一次就可以吃很多餐，所以这一直是我最喜爱的一道菜。

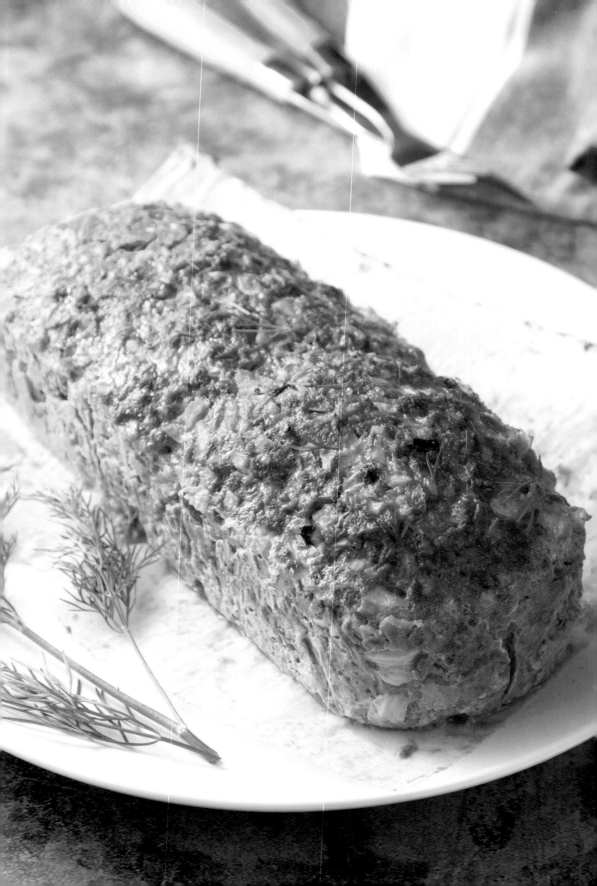

家常美式午餐肉

营养成分：1份食谱

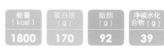

能量 （kcal）	蛋白质 （g）	脂肪 （g）	净碳水化 合物（g）
1800	170	92	39

食材

洋葱 100 g（洗净，去皮，去心，切小块）
卷心菜 200 g（洗净，沥干，切小块）
西葫芦 130 g（洗净，沥干，切小块）
盐 10 g
赤藓糖醇 20 g
蒜 15 g（去皮，切碎）
低脂牛肉碎 600 g
烘焙用杏仁粉 60 g
帕玛森奶酪丝 50 g
蛋清 2 个

罗勒适量（用香菜也可以）
盐适量
黑胡椒粉 3 g
意大利面番茄酱 180 g

顶饰

帕玛森奶酪丝
自己喜欢的酱汁或香料

做法步骤

❶ 取一个不锈钢盆，放入洋葱、卷心菜、西葫芦、盐和赤藓糖醇，用手抓拌，静置片刻后，用手挤去多余的水，放入另一个不锈钢盆中备用。

❷ 烤箱预热至 180 ℃（上下火都开），在长形烤盘（长 22 cm，宽 7 cm，高 6.5 cm）里垫上烘焙纸。

❸ 将蒜、低脂牛肉碎、烘焙用杏仁粉、帕玛森奶酪丝、蛋清、罗勒、盐、黑胡椒粉、意大利面番茄酱放入步骤 1 的食材中，用手搅拌均匀。

❹ 将步骤 3 的食材倒入烤盘中并按压平整，撒上帕玛森奶酪丝后再次按压平整。

❺ 放入烤箱烤 70 分钟（烤好后也许会出水，把水倒掉即可）。

❻ 吃之前切厚片，用不粘平底锅煎至两面上色（会有美拉德反应，更添香气）即可，也可以再加入自己喜欢的酱汁或香料。

食谱亮点

＊美式午餐肉非常适合当作便当，也可以在肚子饿的时候，切一块再两面煎一下，快速、方便又富含足量的蛋白质与膳食纤维。

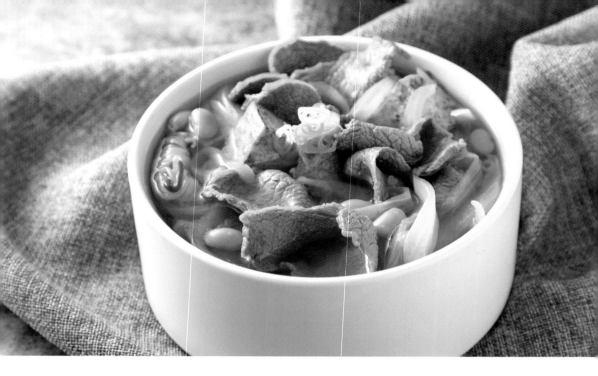

快炖牛肉豆腐汤

营养成分：1份食谱

能量 （kcal）	蛋白质 （g）
1000	94
脂肪 （g）	净碳水化 合物（g）
50	30

食材

火锅牛肉片 300 g
椰糖 10 g
水 700 ml
米酒 100 ml
赤藓糖醇 2 大匙

酱油 60 ml
老豆腐 200 g（切大块）
洋葱 100 g（去心，切丝）
熟毛豆 50 g
葱适量（切葱花）

做法步骤

❶ 火锅牛肉片撒上椰糖腌渍备用（放入冰箱冷藏，待下班后或第二天再下锅）。

❷ 将水、米酒、赤藓糖醇、酱油倒入汤锅中，开小火煮沸。

❸ 老豆腐用不粘平底锅干煎上色后，放入汤锅中，再加入洋葱，盖上锅盖焖煮 15 分钟。

❹ 用另一锅热水将步骤 1 的火锅牛肉片烫熟，之后马上捞出冲水并洗净，与熟毛豆一起加入汤锅中。

❺ 炖煮至喜欢的口感，撒上适量葱即可。

食谱亮点

＊用椰糖腌渍肉片，可使肉片在炖煮后，肉质依然嫩滑。

＊可以减少椰糖的用量来降低净碳水化合物的摄取量。

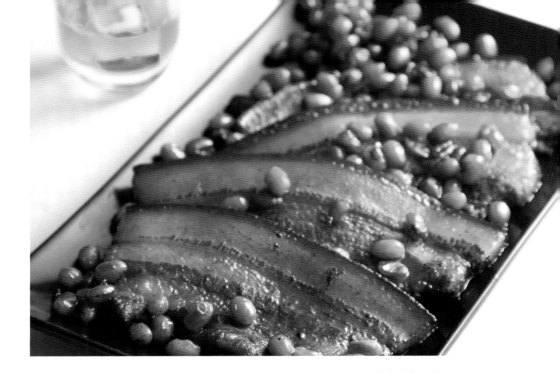

红酒炖猪五花

营养成分: 1份食谱

（不含黄豆）

能量（kcal）	蛋白质（g）
1280	46

脂肪（g）	净碳水化合物（g）
102	6

食材

猪五花肉 300 g（切成厚度约 2 cm 的片状）
淀粉适量
红酒 200 ml

姜片 15 g
蒸熟的黄豆 150 g（蒸透，蒸软）
无麸质酱油 15 ml
海盐少许

做法步骤

❶ 将猪五花肉用淀粉抓过后洗净。

❷ 取一容器装入处理好的猪五花肉，加入红酒与姜，浸泡 6 小时后取出猪五花肉，并用厨房纸巾擦干。

❸ 不粘平底锅热锅，把猪五花肉煎至两面金黄，再加入蒸熟的黄豆、酱油和水，用海盐调味，水要淹过猪肉，并煮到汁水收干。

食谱亮点

＊使用带肥肉与皮的猪肉（煎后再炖煮），更添风味。

＊这道菜是低碳日食谱的最佳选择。

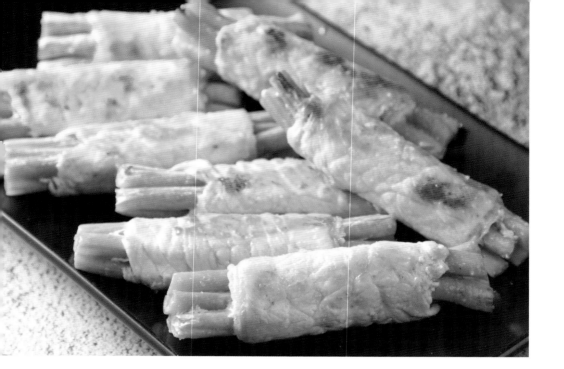

四季豆肉片卷

营养成分：1份食谱

能量（kcal）	蛋白质（g）
720	45

脂肪（g）	净碳水化合物（g）
50	20

食材

猪里脊薄片 200 g
椰糖 10 g
四季豆 300 g（洗净，去两头，切段）
橄榄油 $1^1/_2$ 大匙

海盐适量
现磨黑胡椒适量
现磨白胡椒适量
自己喜欢的香料适量

做法步骤

❶ 猪里脊薄片用椰糖腌渍备用（早上处理好放入冰箱冷藏，待下班后再使用）。

❷ 四季豆用盐水氽烫，烫到自己喜欢的软度后，捞起放到冰水中，冷却备用。

❸ 用步骤 1 的猪里脊薄片把四季豆卷起来（我一般用 5 根四季豆配 1 片猪肉，也可自行调整要用几根四季豆卷成一卷），两头露出四季豆，直到卷完为止。

❹ 不粘平底锅加热橄榄油后放入步骤 3 的食材，煎到上色后起锅，再撒上海盐、现磨黑胡椒、现磨白胡椒以及自己喜欢的香料即可。

食谱亮点

＊我很喜欢使用猪里脊薄片，因为它不会太油，比较容易计算能量（如果想计算的话）。

＊把猪肉上的肥肉修干净，是我做菜的习惯，多一点工夫，少一点负担。

＊使用四季豆、秋葵、牛蒡丝或根茎类搭配猪里脊薄片都好吃，全看自己当天需要补充哪一种营养素。

＊使用椰糖腌渍，会使猪肉有一种特殊的气味与口感。

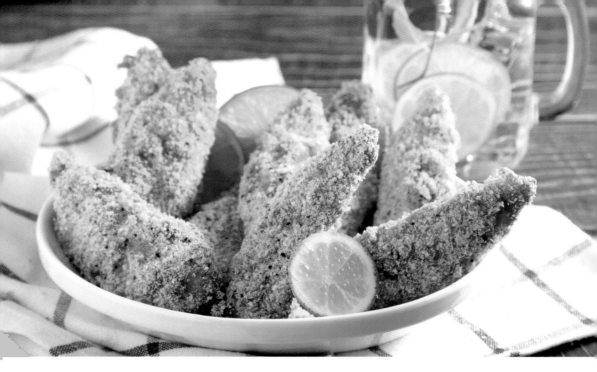

夜市盐酥鸡

营养成分：1份食谱

能量 （kcal）	蛋白质 （g）
510	72
脂肪 （g）	净碳水化 合物（g）
10	30

食材

鸡胸肉 250 g（洗净，沥干，切块）　　鸡蛋 1 个
姜汁（或姜片）适量　　　　　　　　　海盐适量
苋菜籽片 50 g　　　　　　　　　　　　白胡椒粉适量

做法步骤

❶ 将鸡胸肉与姜汁混合，静置 30 分钟。

❷ 将苋菜籽片倒入一个大平盘中，让步骤 1 的鸡胸肉均匀裹上苋菜籽片后捏紧。

❸ 将鸡蛋打散，将步骤 2 的鸡胸肉沾上蛋液，再重复裹上苋菜籽片后捏紧，撒上适量海盐与白胡椒粉。

❹ 烤箱预热至 180 ℃（上下火都开），烤 30 分钟即可。

食谱亮点

＊可以一次做2份。1份差不多就含有72 g蛋白质，满足一个女生一天的基本蛋白质摄取量。

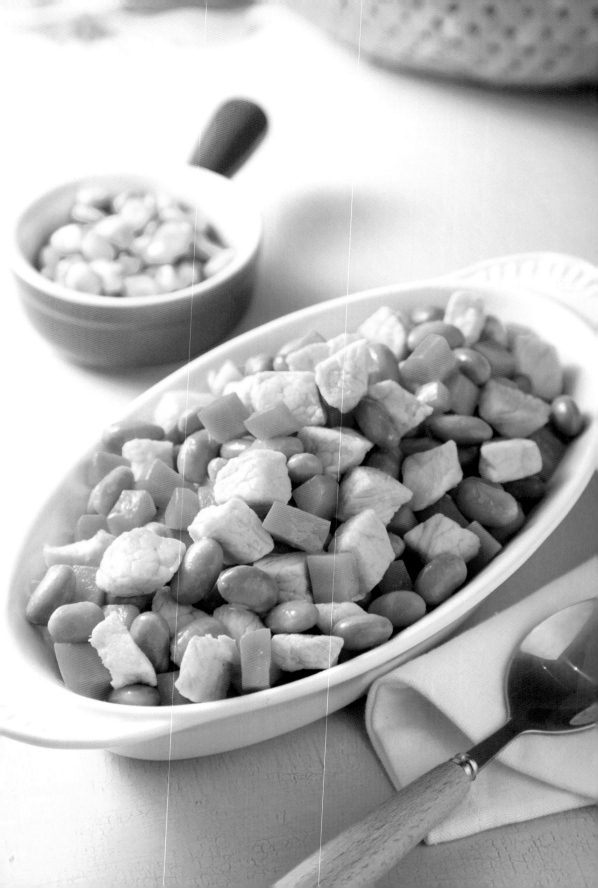

三色丁

营养成分：1份食谱

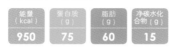

能量 （kcal）	蛋白质 （g）	脂肪 （g）	净碳水化 合物（g）
950	75	60	15

食材

室温饮用水 300 ml
海盐 11 g
猪里脊 300 g（洗净擦干，去掉多余的筋膜后切丁）
姜末 5 g
橄榄油 1 大匙
熟毛豆仁 100 g
熟胡萝卜 100 g（切小丁）
盐适量

做法步骤

❶ 取一容器放入室温饮用水与海盐，充分混合至海盐溶解。

❷ 将猪里脊放入步骤 1 的盐水中，再加入姜浸泡，静置 3 小时后取出猪里脊，用厨房纸巾擦干。

❸ 热锅加入橄榄油，快炒猪里脊，炒熟后取出备用，并倒掉锅内的水。

❹ 在同一锅中加入熟毛豆仁与熟胡萝卜，拌炒均匀，再加入步骤 3 的猪里脊拌炒，用盐调味后即可起锅。

食谱亮点

＊步骤1的海盐与水的比例请测量准确。

＊猪里脊煎过放凉之后往往会变得很干，而用步骤2的方式处理后，肉质会饱满弹牙，但煮的时候会出水，肉煮熟后要把水倒掉。

＊因为浸泡猪里脊较耗时，所以可以一次浸泡较多量，完成步骤3后分装冷藏，可保鲜2~3天。

＊使用任何一种根茎类或豆类食材搭配都很好吃。

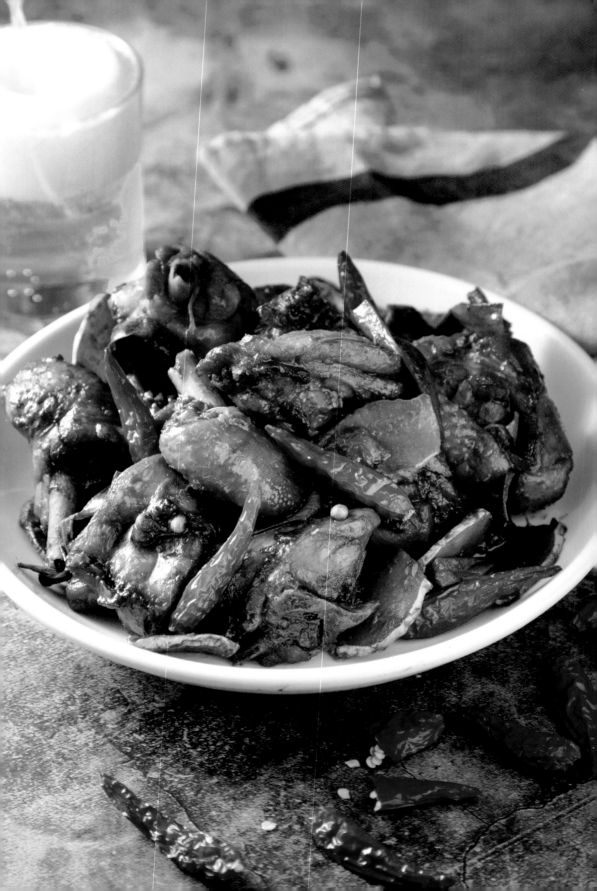

黑啤酒琵琶腿烧鸡

营养成分：1份食谱

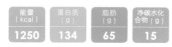

能量（kcal）	蛋白质（g）	脂肪（g）	净碳水化合物（g）
1250	134	65	15

食材

琵琶腿 800 g（切块，洗净）
橄榄油 1 小匙
姜片 20 g
蒜 4 瓣（切片）
花椒适量
辣椒适量
米酒 4 大匙
无麸质酱油 2 大匙
室温黑啤酒 350 ml
海盐适量
葱段 15 g

做法步骤

❶ 准备一锅冷水，放入琵琶腿煮熟后，捞起冲水、洗净，并把水沥干。

❷ 用橄榄油热锅后，加入姜、蒜、花椒、辣椒爆香，之后加入步骤 1 的琵琶腿炒至鸡肉呈金黄色。

❸ 倒入米酒拌炒，再加入酱油拌炒均匀。

❹ 将室温黑啤酒倒入锅中，再加水淹过鸡肉，盖上锅盖焖煮至收汁为止，觉得不够咸可以加少许海盐。

❺ 加入葱，快速拌炒后起锅。

食谱亮点

＊也可以用黑麦汁代替黑啤酒来做这道料理。

＊有些人喜欢先把鸡肉过水，而有些人喜欢不过水保留鸡肉的味道，所以鸡肉不过水，直接入锅煎成金黄色也可以。

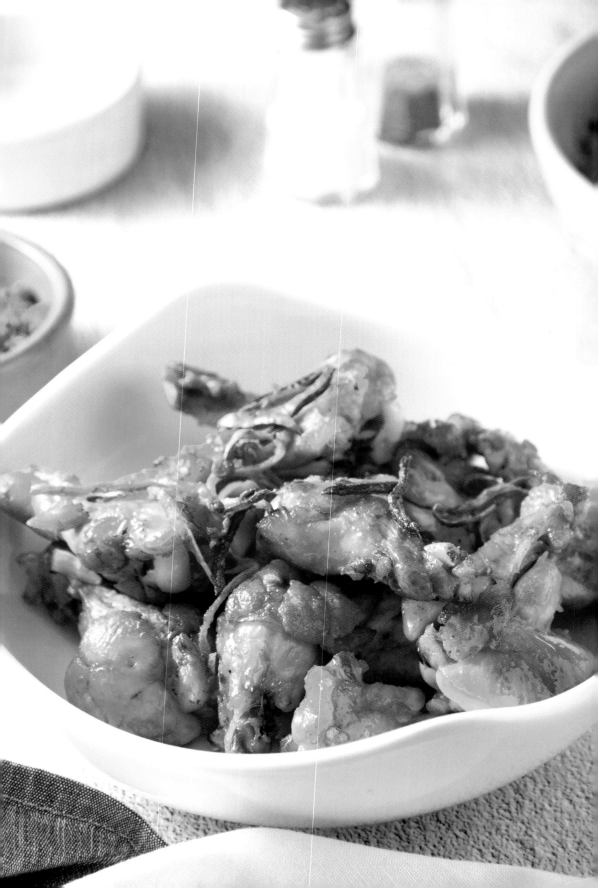

田爷爷私房鸡翅根

这道菜是我小时候最喜爱的鸡肉料理，是田爷爷的祖传私房菜，我记录下配方，也想邀请大家试试看。

鸡翅根先用中浓度的盐水浸泡再蒸熟，最后用不粘平底锅微煎。入味而不柴，更会因为美拉德反应产生一种特殊的香气。

营养成分：1份食谱

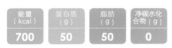

能量（kcal）	蛋白质（g）	脂肪（g）	净碳水化合物（g）
700	50	50	0

食材

室温饮用水 400 ml
海盐 14 g
鸡翅根 300 g

姜丝 10 g
白胡椒粒 2 g（不要磨碎，如果没有可以省略）
橄榄油 2 大匙

做法步骤

❶ 取一容器将室温饮用水与海盐充分混合至完全溶解。
❷ 鸡翅根洗净后去掉多余的脂肪（我会把偏肥的皮剪掉），放入步骤 1 的盐水中，再加入姜与白胡椒粒，静置浸泡 3 小时。
❸ 取出鸡翅根，放入蒸锅中蒸熟，之后用厨房纸巾擦干。
❹ 不粘平底锅加热橄榄油后，放入步骤 3 的鸡翅根，煎到金黄色即可。

食谱亮点

＊步骤1的海盐与水的比例请测量准确。
＊因为浸泡鸡翅根需要的时间比较长，所以可以一次做多一点，蒸熟后密封冷藏，吃之前再回温并从步骤4开始做，能够快速享用美味。
＊步骤3完成后会有很香的鸡汤在蒸锅里，可以当成浓缩鸡高汤使用（可稀释）。
＊如果怕高汤太辣，蒸的时候可以把姜与白胡椒粒去掉。我喜欢姜与白胡椒的味道，它们适合天气冷时食用，夏天反之。

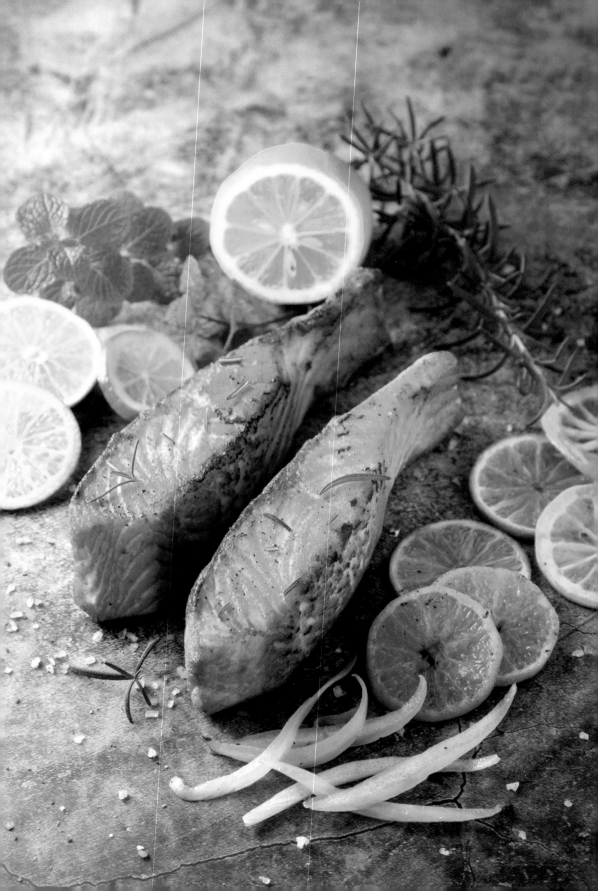

柠檬橙子三文鱼

营养成分：1份食谱

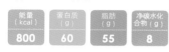

能量 （kcal）	蛋白质 （g）	脂肪 （g）	净碳水化 合物（g）
800	60	55	8

食 材

三文鱼 300 g（洗净，擦干，切块）
新鲜柠檬 4 个（榨汁）
洋葱 60 g（切丝）
姜丝 5 g
赤藓糖醇 5 g
新鲜橙子 1 个（榨汁）
全蛋液适量
海盐适量
油适量
现磨黑胡椒适量

做 法 步 骤

❶ 将三文鱼浸泡在榨取的柠檬汁中，加入洋葱与姜，静置 30 分钟（柠檬汁如无法完全盖过三文鱼，浸泡时则要翻面）。

❷ 再加入赤藓糖醇与榨取的橙汁继续浸泡 30 分钟，之后取出三文鱼并用厨房纸巾擦干。

❸ 混合全蛋液与海盐，将三文鱼沾上蛋液（薄薄一层即可）。

❹ 不粘平底锅预热，抹一点点油热锅，放入三文鱼煎到单面上色再翻面，最后撒上现磨黑胡椒。

食 谱 亮 点

＊在步骤3中，用厨房纸巾擦得越干，则柠檬味越淡，可依个人口味调整。

＊柠檬会使三文鱼肉变成白色，这是一种使蛋白质变性的作用。这样的做法可以有效去腥味，也会让柠檬的风味呈现得更完整。

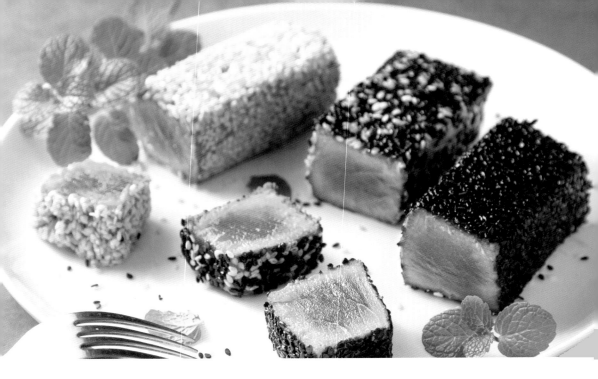

三色芝麻金枪鱼

营养成分：1份食谱

能量 （kcal）	蛋白质 （g）
700	90
脂肪 （g）	净碳水化 合物（g）
30	3

食 材

熟黑芝麻 15 g
熟白芝麻 15 g
金枪鱼 300 g（切块）
橄榄油 1 大匙

海盐适量
现磨黑胡椒 2 g
现磨白胡椒 2 g

做法步骤

❶ 取一容器装熟黑芝麻，取另一容器装熟白芝麻。

❷ 将金枪鱼平均沾上熟黑芝麻或熟白芝麻（可以只使用一种芝麻，也可以混合使用两种芝麻）。

❸ 不粘平底锅加热橄榄油后煎熟金枪鱼，起锅后撒上海盐、现磨黑胡椒、现磨白胡椒调味即可。

食谱亮点

＊如果使用生鱼片等级的金枪鱼，可以煎至五分熟后（外圈熟，中央生）切成薄片，吃起来会非常嫩。

＊金枪鱼切得越小，沾上的芝麻需要用的量就越多，摄取的脂肪也越多。

＊如果想吃全熟的，可将金枪鱼切成骰子状或薄片状再沾芝麻煎。

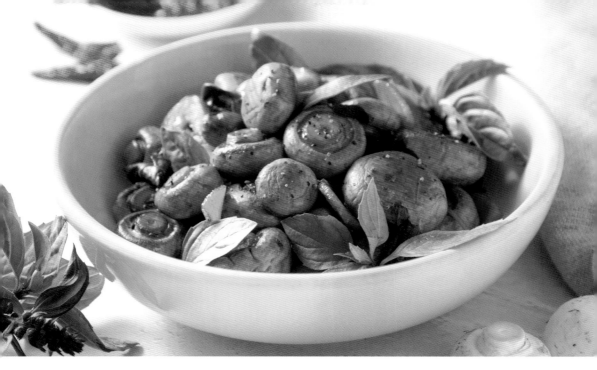

塔香口蘑

营养成分：1份食谱

食材

口蘑 200 g（用纸巾擦干净，去掉部分蒂）
橄榄油 2 大匙
蒜 2 瓣（切片）
酱油 15 ml
罗勒适量

做法步骤

❶ 将口蘑放入不粘平底锅中，干炒到出水后再煸干，取出备用。

❷ 锅内加热橄榄油，爆香蒜后加入步骤 1 的口蘑拌炒均匀。

❸ 最后加入酱油，起锅前加上罗勒稍微拌炒即可。

食谱亮点
＊口蘑炒干后，口感更佳。

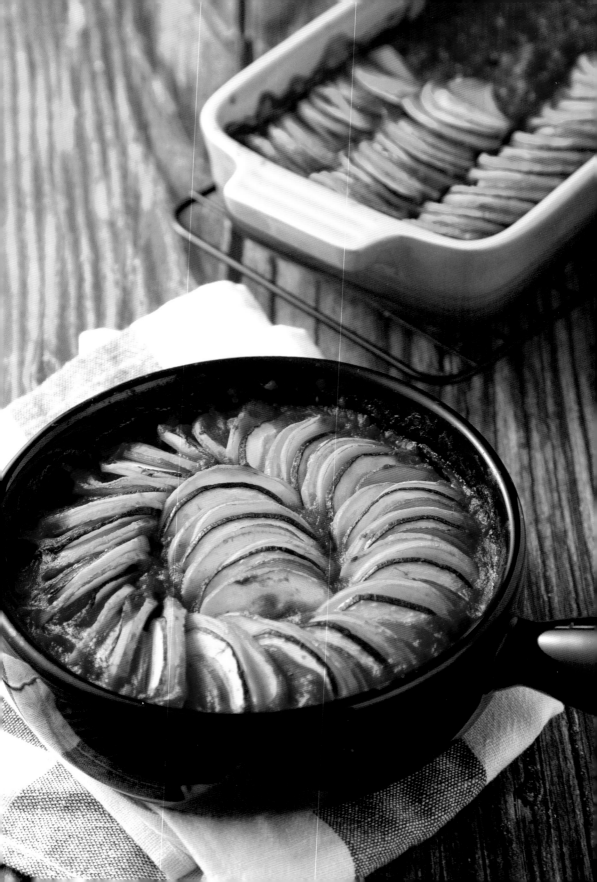

普罗旺斯焗烤

营养成分：1份食谱

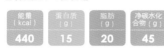

能量 （kcal）	蛋白质 （g）	脂肪 （g）	净碳水化 合物（g）
440	15	20	45

食材

番茄块罐头 200 g
橄榄油 1 大匙
土豆 100 g（洗净，去皮，切成厚度小于 2 mm 的片状）
胡萝卜 100 g（洗净，去皮，切成厚度小于 2 mm 的片状）
西葫芦 200 g（洗净，切成厚度 2 mm 的片状）
香蕉西葫芦 200 g（洗净，切成厚度 2 mm 的片状）
盐适量
白胡椒粉适量
欧芹碎适量

做法步骤

❶ 将番茄块罐头倒入烤盅内铺满备用。
❷ 不粘平底锅加热橄榄油，将土豆与胡萝卜煎至半熟。
❸ 在烤盅内，依照次序排列西葫芦、香蕉西葫芦、土豆与胡萝卜，由外围开始放，在中央结束。
❹ 撒上盐、白胡椒粉与欧芹碎。
❺ 烤箱预热至 180 ℃（上下火都开）烤 15 分钟，盖上铝箔纸再烤 10 分钟即可。

食谱亮点
＊蔬菜片的厚度要切得均匀才会好吃，可以用切片器来切，便于调整厚度。
＊片切得越厚，需要烤得就越久。
＊减少土豆与胡萝卜的用量，增加西葫芦与香蕉西葫芦的用量，可以减少净碳水化合物摄取量。

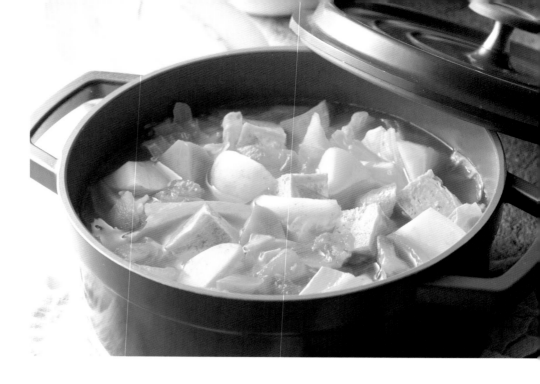

祖传私房彩虹炖菜

营养成分：1份食谱

能量 （kcal）	蛋白质 （g）
950	48
脂肪 （g）	净碳水化 合物（g）
52	70

食材

西红柿 120 g
黑西红柿 240 g
橄榄油 30 ml
洋葱 100 g（切丁）

卷心菜 400 g（洗净，撕成小块）
胡萝卜 100 g（去皮，切块）
冻豆腐 260 g
土豆 200 g（去皮，切块）

做法步骤

❶ 用刀在西红柿与黑西红柿表皮上画上十字，放入沸水中煮3分钟，取出泡冷水后去皮，再去蒂、切小块。

❷ 炒锅加热橄榄油后，放入洋葱与步骤1的西红柿，炒成西红柿糊。

❸ 放入卷心菜、胡萝卜、冻豆腐拌炒均匀，之后加水没过所有的食材，开大火煮开后，盖上锅盖用小火慢炖30分钟。

❹ 放入土豆，之后继续盖上锅盖炖煮15分钟，关火后继续焖30分钟即可。

食谱亮点

＊西红柿糊是让这道菜美味的关键。

＊如果不希望吃得太油，可以将橄榄油减量；如果想减少净碳水化合物的摄取量，则可以将土豆减量。

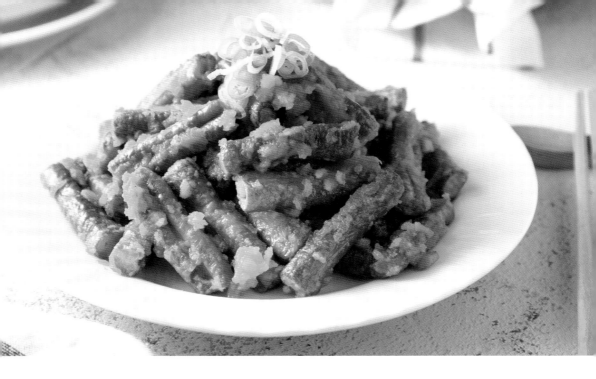

金沙四季豆

营养成分：1份食谱

能量（kcal）**700**　蛋白质（g）**20**　脂肪（g）**57**　净碳水化合物（g）**10**

食材

熟咸蛋黄 4 个
橄榄油 2 大匙
蒜 2 瓣（切碎）
四季豆 300 g（洗净，切段）

做法步骤

❶ 熟咸蛋黄在碗里压碎备用。
❷ 炒锅内加热 1 大匙的橄榄油，爆香蒜，再加入四季豆，炒软后盛出备用。
❸ 锅内再加入 1 大匙橄榄油，加入步骤 1 的熟咸蛋黄炒至起泡。
❹ 再加入步骤 2 的四季豆拌炒均匀，即可起锅。

食谱亮点
＊四季豆可替换成各种豆荚类或豆类，都很好吃。

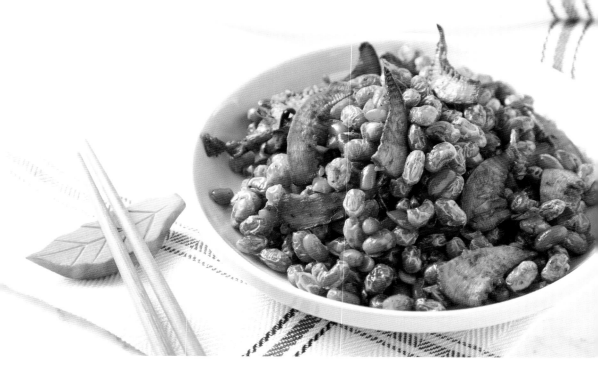

冬笋豆

营养成分：1份食谱

能量 （kcal）	蛋白质 （g）
660	32

脂肪 （g）	净碳水化 合物（g）
47	22

食材

干燥有机黄豆 85 g
冬笋 2 个（也可以用茭白或绿竹笋，去皮、切片）
水 260 ml
酱油 1$\frac{1}{2}$ 大匙　　　　　花椒适量
橄榄油 2 大匙　　　　　赤藓糖醇适量

做法步骤

❶ 干燥有机黄豆洗净，泡水 24 小时（泡水的水不算在食材内）。

❷ 沥干步骤 1 多余的水，把黄豆倒入电饭锅，加入水，等电饭锅提示煮好后焖 30 分钟取出备用。

❸ 油锅加热橄榄油，将冬笋炒软，加入步骤 2 的黄豆，再加入酱油、花椒、赤藓糖醇一起拌炒至收汁，取出花椒。

❹ 烤箱预热至 120 ℃，将炒好的冬笋豆烘烤 60 分钟即可（请适时翻动）。

食谱亮点

＊黄豆一定要煮到用手捏就能软烂的程度。

＊如果喜欢更有口感的冬笋豆，可以自行延长烘烤时间，也可以使用食物烘干机制作。黄豆是很能满足咀嚼欲望的食材。

含抗性淀粉的美味

自己在家就可以做出含抗性淀粉的食物，如红米饭、高粱米饭、藜麦饭等。这些食物香甜可口，不但如此，能量与净碳水化合物的含量并不高，经过冷藏还可以降低平均10%~20%净碳水化合物的含量。在高碳日，这是一种很好的补充碳水化合物的方式，能够减轻身体与心理上的负担。

每种谷物都可以依照你自己喜欢的口感调整用水量，以书中用水量煮出来的谷物的口感较为弹牙，冷藏的食材在吃之前再加热即可。所有的谷类与根茎类的食材都可以用这样的方式烹煮，米饭会晶莹剔透、粒粒分明，根茎类则会更香，外观也更好看。

很多人在烹饪谷类时，往往会把各种谷类混在一起放入电饭锅，然后一煮好就开饭，这样的方式我比较不常用，因为：

第一，每种谷物适合使用的水量都不一样，我常常在外面吃到这样的饭——荞麦都煮烂了，但燕麦还是很硬，大米都煮黏了，但紫米还是完整的。

我会将每一种谷类分开煮，然后冷却（变成含抗性淀粉的食材），再将它们混合起来吃，有时候红米多放一点，有时候高粱米多放一点，让自己感觉每天都充满变化。

第二，每种谷物的颜色都不一样，全部掺在一起煮很容易互相染色，煮好的时候就变成一锅同色系的饭。

我喜欢看到餐盘上有各式各样的颜色与食材，这样会让我觉得吃得非常丰盛、营养，让我很满足。

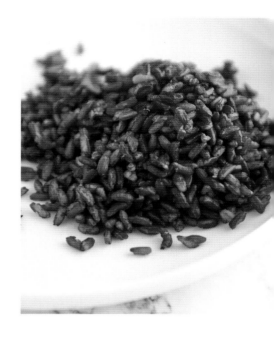

红米饭

营养成分：1份食谱

能量 （kcal）	蛋白质 （g）
260	5
脂肪 （g）	净碳水化 合物（g）
1	<55

高碳

食材

红米 200 g
水 280 ml
冰块 120 g

做法步骤

❶ 将红米洗净、沥干，再与水、冰块一起倒入电饭锅。

❷ 电饭锅提示煮好后再焖 20 分钟，将红米饭取出来，放凉后密封，放入冰箱中冷藏。

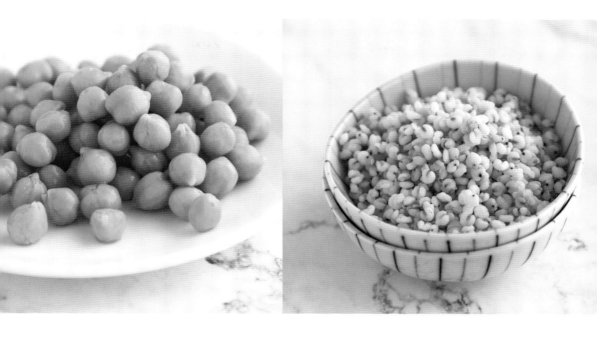

鹰嘴豆

食材

干燥有机鹰嘴豆 80 g
水 200 ml
冰块 100 g

营养成分：1份食谱	
能量（kcal）	蛋白质（g）
170	9
脂肪（g）	净碳水化合物（g）
3	<20
高碳	

做法步骤

❶ 将鹰嘴豆洗净并泡水 12 小时（泡水
　的水不算在食材内）。

❷ 沥干步骤 1 多余的水，把鹰嘴豆倒入
　电饭锅。

❸ 加入水与冰块。

❹ 电饭锅提示煮好后再焖 10 分钟，将
　鹰嘴豆取出来，放凉后密封，放入冰
　箱中冷藏。

高粱米饭

食材

高粱米 80 g
水 160 ml
冰块 100 g

营养成分：1份食谱	
能量（kcal）	蛋白质（g）
260	9
脂肪（g）	净碳水化合物（g）
3	<52
高碳	

做法步骤

❶ 将高粱米洗净并泡水 12 小时（泡水
　的水不算在食材内）。

❷ 沥干步骤 1 多余的水，把高粱米倒入
　电饭锅。

❸ 加入水和冰块。

❹ 电饭锅提示煮好后再焖 30 分钟，将
　高粱米饭取出来，放凉后密封，放入
　冰箱中冷藏。

食谱亮点

＊可依照自己使用的电饭锅调整用水量。

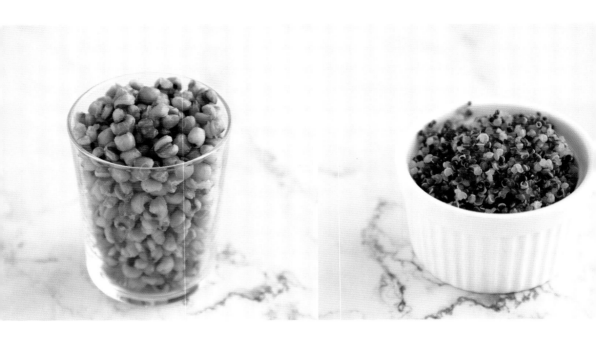

薏米饭

营养成分：1份食谱

能量（kcal）	蛋白质（g）
369	19

脂肪（g）	净碳水化合物（g）
6	<55

高碳

食材

薏米 100 g
水 200 ml
冰块 100 g

做法步骤

❶ 将薏米洗净、沥干，再与水、冰块一起倒入电饭锅。

❷ 电饭锅提示煮好后再焖 20 分钟，将薏米饭取出来，放凉后密封，放入冰箱中冷藏。

藜麦饭

营养成分：1份食谱

能量（kcal）	蛋白质（g）
360	13

脂肪（g）	净碳水化合物（g）
3	<52

高碳

食材

藜麦 100 g
水 200 ml
冰块 150 g

做法步骤

❶ 将藜麦洗净、沥干，再与水、冰块一起倒入电饭锅。

❷ 电饭锅提示煮好后再焖 20 分钟，将藜麦饭取出来，放凉后密封，放入冰箱中冷藏。

食谱亮点

＊藜麦有苦味，要用流水多冲洗几次再煮。

中西饮品

这里包括各式各样的饮品，除了我们熟知的蔬果饮，还包括多款植物奶饮品以及几款滋补汤品。

滋补汤品

东方人很喜欢喝汤，很多会做饭的人，常常是各式滋补食谱一应俱全，对于煲汤也都有全套拿手绝活。下文的汤品以做法简单为要求，喝来夏天清爽，冬天温暖，其中的小技巧是成功的关键。

蔬菜的蒂、皮、种子等这些我们平常会丢掉的部分，其实含有丰富的营养成分。高汤中如果溶有蔬菜中的维生素与矿物质，喝了能帮助缓解冬天恼人的肌肤干燥等问题。植物细胞中的成分，还能帮助抗氧化，改善肌肤状况并预防皮肤老化。

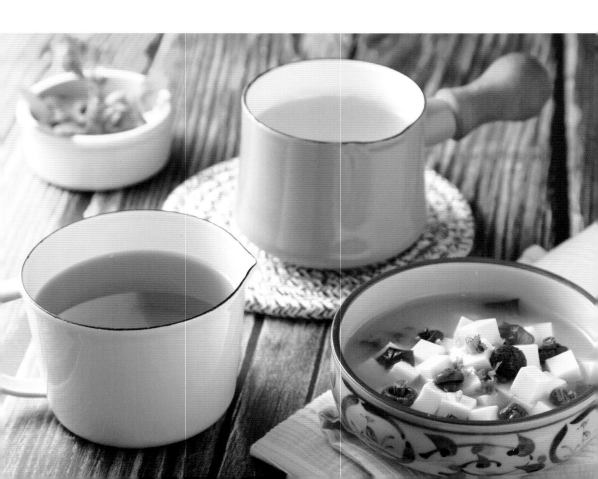

什菜高汤

能量 （kcal）	蛋白质 （g）	脂肪 （g）	净碳水化 合物（g）
100	2	1	<20

食材

胡萝卜皮适量　　　卷心菜蒂适量
白萝卜皮适量　　　大白菜蒂适量
白芦笋皮适量　　　苹果心适量
洋葱心适量　　　　水 1800 ml
菜花及西蓝花外皮　海盐适量
或蒂适量

做法步骤

❶ 蔬菜或水果的蒂、皮等平常会丢掉的部分共使用 400 g，比例依照手上现有的材料分配即可。
❷ 各种蔬果和水放入锅中，用大火炖煮 10 分钟，关火静置 15 分钟，再用大火炖煮 10 分钟，再关火静置 15 分钟，重复 2~3 次之后关火静置即可。
❸ 将菜渣、果渣过滤掉，用海盐调味即可（这时的汤剩 1000 ml 左右）。

食谱亮点

＊蔬菜会因为加热与冷却的反复交替而释放出鲜味，这样的汤头非常鲜甜。做的量大一些，密封装好，冷冻可放 1 个月，随吃随用，非常方便。
＊牛蒡、椒类、苦瓜等久煮会苦的蔬菜不适合使用。茄子、丝瓜等煮了容易软烂的蔬菜，会使汤头不清爽，所以也不适合使用。玉米皮、竹笋皮很适合使用，但需要洗净再煮。

柴鱼昆布高汤

能量 （kcal）	蛋白质 （g）	脂肪 （g）	净碳水化 合物（g）
65	12	1	0

食材

昆布 10 g
水 1000 ml
柴鱼 15 g
海盐适量

做法步骤

❶ 将昆布浸入水中 30 分钟后取出（泡水的水不算在食材内）。
❷ 将昆布和水放入锅中，用小火煮 10 分钟，之后再开大火，煮滚后捞起昆布并关火。
❸ 倒入柴鱼，用中火煮，沸腾后即可关火。
❹ 静置 5 分钟后，用滤网将残渣滤掉，再用海盐调味即可。

食谱亮点

＊柴鱼久煮会有腥味，沸腾后就要马上关火静置，再进行过滤。同样可以做的量大一些，密封装好，冷冻可放 1 个月，随吃随用。

味噌豆腐汤

能量 （kcal）	蛋白质 （g）	脂肪 （g）	净碳水化 合物（g）
260	20	7	25

食材

什菜高汤或柴鱼昆布高汤 1000 ml(也可用水)
柳松菇 1 包（洗净，切段）
白萝卜 110 g（去皮，切薄片）
味噌 45 g
嫩豆腐 1/2 盒（洗净，切小块）
海带苗 5 g（泡冷水 5 分钟，取出挤干水分）

做法步骤

❶ 将什菜高汤或柴鱼昆布高汤与白萝卜放入锅中，用小火煮开。
❷ 煮开后加入柳松菇继续煮。
❸ 待白萝卜和柳松菇煮软后关火。
❹ 将味噌装在碗中，约取 60 ml 锅内的汤将味噌调稀，再倒回锅中。
❺ 放入嫩豆腐，开小火煮到锅边冒泡泡，最后加入海带苗煮熟即可起锅。

食谱亮点

＊味噌、嫩豆腐和海带苗要避免用大火熬煮，否则整锅的味道会因为大火直烧而变味，味噌本身风味就很好，如果不够咸在步骤5再加盐。
＊如果想要加三文鱼或其他荤食入汤，可以在白萝卜与柳松菇煮好的时候加。

维生素能量饮

水果富含多种维生素，但因为水果的甜度往往太高，所以常常在生酮、减糖饮食中缺席。少吃水果虽然可以有效控制糖分的摄取量，但同时也减少了维生素的摄取量，相当可惜。

水果中所含的维生素多半为水溶性维生素，经过静置浸泡，这种水溶性维生素可以被水溶解出来，喝这样的水果饮品，不会像喝果汁一样喝下大量的糖分，是一种非常聪明的喝水果饮品的方式。

这样的水果饮品的碳水化合物含量都不高，可以安心饮用。

在制作这种"聪明水果饮品"的时候，还可以加入蔬菜做搭配。这种饮品在静置浸泡的过程中，需要保持在低温的状态，这样可以维持蔬果的新鲜度。可以边喝边加水或冰块，这样风味更持久，而无须等喝完再进行二次冲泡。

如何在水果饮品上落实碳水循环饮食？

★请选择质量好的水果和蔬菜，用流水洗净、擦干。

★摄取任何水分时都不宜豪饮，可以一口一口细细品尝水果饮品的甜美。

★不建议添加天然代糖。

★水分是让身体排出废物的最佳帮手。添加了多彩的水果、生机益然的蔬菜、新鲜的香料后，让饮品更加营养美味。制作这种饮品，没有任何烦琐的工序步骤，省时、省力、省钱，所有人都值得一试。

在开始之前

★容器可以选择能封口的宽口杯子或瓶子，避免饮品在冷藏室中与其他食物串味。

★使用冷泡茶制作的水果饮品也非常美味。

★二次冲泡时使用气泡水也相当合适。

★蓝莓等浆果可以对半切开，以便让水果快速出味，缩短浸泡时间。

★水果切得薄一点或小一点，可以缩短浸泡时间。

★水果的种类很多，可以尝试各种口味。

★香蕉、木瓜、榴梿和番荔枝等不适合做水果饮品。

★非必要不可时，再酌量添加赤藓糖醇。

★浸泡时间的长短取决于自己想要喝的浓度，泡得越久果味越浓。

★冲泡的次数依照个人喜好决定，如果冲泡了数次后味道太淡，则不如喝饮用水。

★请冷藏保存，并在 24 小时内饮用完毕。

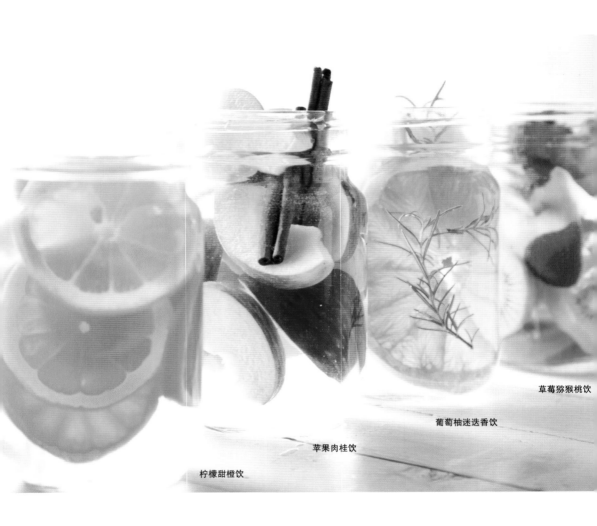

草莓猕猴桃饮

葡萄柚迷迭香饮

苹果肉桂饮

柠檬甜橙饮

柠檬小黄瓜薄荷饮

食材

柠檬 $^1/_2$ 个（切薄片）
小黄瓜 $^1/_2$ 根（切薄片）
新鲜薄荷叶 3 片（洗净）
饮用水 800 ml
冰块 200 g

草莓生姜饮

食材

草莓 100 g（切片）
姜 10 g（切薄片）
饮用水 600 ml
冰块 400 g

柠檬甜橙饮

食材

柠檬 $^1/_2$ 个（切薄片）
甜橙 1 个（去皮，切薄片）
饮用水 600 ml
冰块 400 g

黑加仑猕猴桃饮

食材

冷冻黑加仑 100 g
猕猴桃 1 个（去皮，切丁）
饮用水 600 ml
冰块 400 g

梨子甜桃饮

食材

梨 $^1/_2$ 个（去皮，去核，切丁）
桃 1 个（去皮，去核，切丁）
饮用水 600 ml
冰块 400 g

草莓猕猴桃饮

食材

草莓 100 g（切片）
猕猴桃 1 个（去皮，切片）
饮用水 600 ml
冰块 400 g

菠萝姜黄白胡椒饮

食材

菠萝 200 g（去皮，切片）
姜黄粉适量
现磨白胡椒适量
饮用水 600 ml
冰块 400 g

苹果柠檬大黄瓜饮

食材

小苹果 1 个（去皮，去核，切薄片）
柠檬 $^1/_2$ 个（切薄片）
大黄瓜适量
饮用水 600 ml
冰块 400 g

苹果肉桂饮

食材

小苹果 $1^1/_2$ 个（去皮，去核，切薄片）
肉桂棒 3 个
饮用水 600 ml
冰块 400 g

青柠蓝莓饮

食材

青柠 $^1/_2$ 个（切薄片）
蓝莓 150 g（对半切开）
饮用水 600 ml
冰块 400 g

葡萄柚迷迭香饮

食材

葡萄柚 $^1/_2$ 个（切薄片，不用去皮）
新鲜迷迭香适量
饮用水 600 ml
冰块 400 g

哈密瓜甜橙饮

食材

哈密瓜 150 g（去皮，去籽，切块）
甜橙 1 个（去皮，切薄片）
饮用水 600 ml
冰块 400 g

做法步骤

将所有的食材都放在容器里，搅拌均匀、盖上盖子后，放入冷藏室中静置 2 小时，即可饮用。

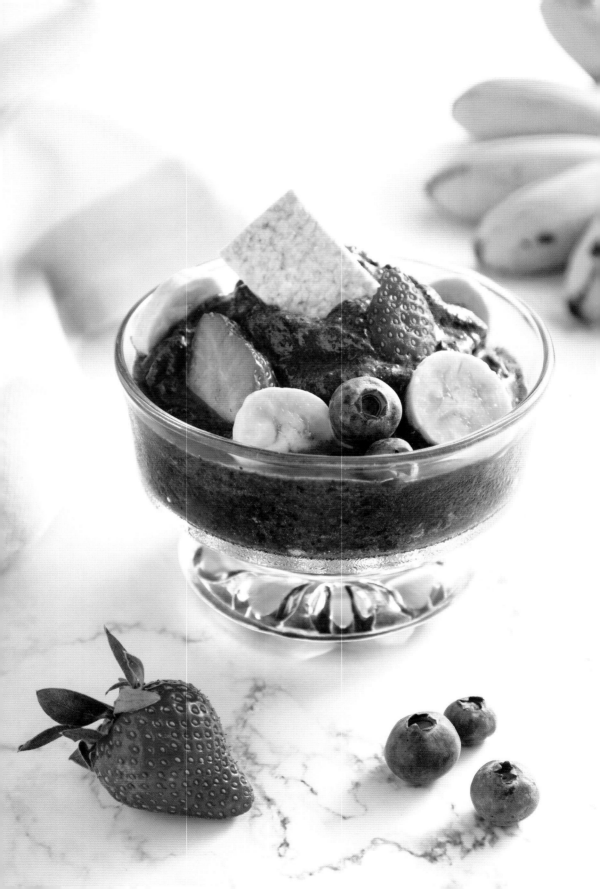

莓果冰沙

营养成分：1份食谱

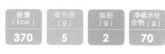

能量 （kcal）	蛋白质 （g）	脂肪 （g）	净碳水化 合物（g）
370	5	2	70

食材

冷冻香蕉 120 g
冷冻草莓 60 g
冷冻蓝莓 360 g
赤藓糖醇 3 大匙
自制香草精适量

做法步骤

❶ 将冷冻香蕉、冷冻草莓、赤藓糖醇和自制香草精加入食物调理机中打成泥状。
❷ 将冷冻蓝莓分批放入食物调理机，直到全部打成冰沙为止。

食谱亮点

＊可以自由调整蛋白质、脂肪与碳水化合物的摄取比例：加入任意一种坚果酱，可提高蛋白质
　的摄取比例；加入酸奶油，可提高优质脂肪的摄取比例；加入冷冻香蕉，可提高碳水化合物
　的摄取比例。

＊坚果酱和酸奶油添加得越多，冰沙越不容易融化，口感非常接近冰激凌。

植物奶饮品

只需要 3 分钟，就可以在家做出各式各样的纯植物饮品，零过敏、很安心。

除了我们熟知的黄豆与黑豆可以制成豆浆之外，各式种子类与坚果类也可以做成纯素的植物奶饮品，既简单又营养，特别适合孩子与老人饮用，它能让你在忙碌奔波之余，依然可以照顾到一家老小的健康。

这种饮品滑顺爽口，营养而不腻，充满着食材原本的清甜，富含三大营养素，无论是作为起床时振奋精神的第一餐，还是午后补充体力的下午茶，或是忙了一整天之后安神滋补的饮品，都很适合。随时都可以来上一小杯，冷热皆宜。

所有植物奶饮品，可以单一口味直接喝，也可以混搭着喝。

在每星期二的重量训练前后，我喜欢来一杯杂谷浆加榛果奶，多摄取一些优质碳水化合物。

在情绪低潮期，我会来块低糖蛋糕给自己打气，再配上浓浓的松子奶加意式浓缩咖啡，香醇浓郁。

在不饿又有点嘴馋时，我喜欢喝亚麻籽奶加炒花生奶，那是怡人的香浓味道。

每逢经期，我喜欢打散一个鸡蛋，再冲入滚烫的豆浆，滋养美味。

如何通过植物奶饮品来落实碳水循环饮食？

★植物奶饮品的便利之处，在于我们能够通过它随时增减蛋白质与脂肪的摄取量。同时，如果饮品中还加入了适量的碳水化合物（食谱上会标注高碳），就是一杯很好的补充三大营养素的饮品。

★使用煮熟再冷藏的方式处理高碳水化合物的植物奶饮品，能使食材内产生部分的抗性淀粉，摄取后血糖的起伏会相对平稳。但因为每个人对于抗性淀粉的耐受度不同，如果本身患有慢性疾病，还是需要咨询医生后再食用；如果本身处于健康的状态，并希望增加肠道内的益生菌，可以尝试找出适合自己的摄取量与口味的植物奶饮品。

★喜欢喝较热的饮品，可以将饮品隔水加热（盖上锅盖），水烧开后再等5分钟关火，再焖10分钟就会有一杯热气腾腾的饮品（加热一杯分量所需要的时间）。

★所有的自制植物奶饮品都无法久放，冷藏2天就会开始变味，建议每次做当天要喝的量即可。

★如果只有在周末才有时间亲手做，则可以分几次做好一星期的摄取量。将饮品放入冰箱冷冻可以保存一星期以上，喝之前取出、解冻，再隔水加热（盖上锅盖）即可。

在开始之前

★食物调理机是制作植物奶饮品的最佳工具，如果使用一般的果汁机则需要增加搅打时间。

★搅打至食材没有颗粒状后，再使用滤袋过滤（用手挤），即可方便制作。

★每一种食材都有自己的特性与质地，遵照食谱的方式，会呈现最佳的口感与口味。也可以自行调味，咸甜皆宜。

★如果一次搅打的分量太多，会不容易打出模拟奶品的那种质地与口感。每个食谱都有操作建议，依照食谱操作会比较容易成功。

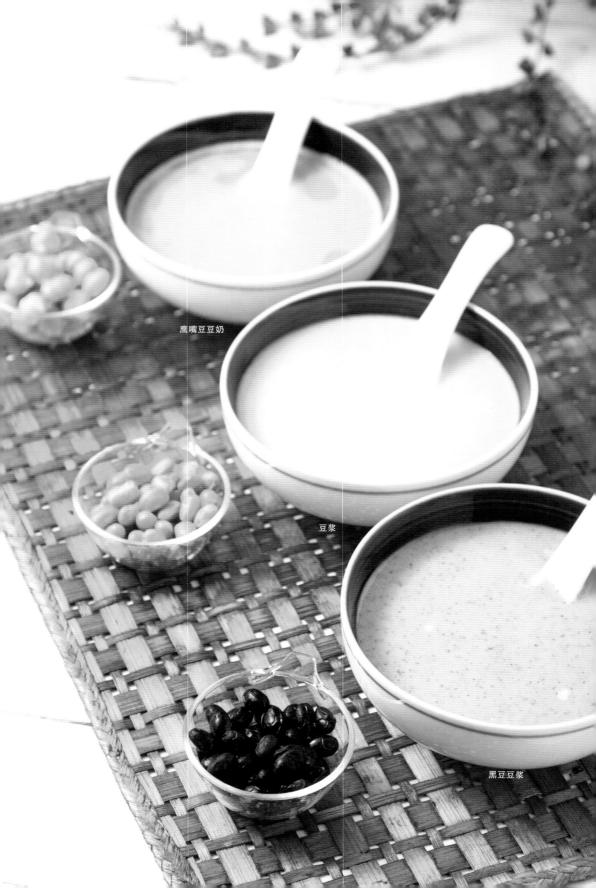

鹰嘴豆豆奶

豆浆

黑豆豆浆

鹰嘴豆豆奶

营养成分：1份食谱

能量 （kcal）	蛋白质 （g）	脂肪 （g）	净碳水化 合物（g）	
120	5	2	<18	高碳

食材

蒸熟的鹰嘴豆 100 g
温水 200 ml
赤藓糖醇 1$\frac{1}{2}$ 大匙

豆浆

营养成分：1份食谱

能量 （kcal）	蛋白质 （g）	脂肪 （g）	净碳水化 合物（g）
95	8	3	<8

食材

蒸熟的黄豆 100 g
温水 300 ml
赤藓糖醇 1$\frac{1}{2}$ 大匙

黑豆豆浆

营养成分：1份食谱

能量 （kcal）	蛋白质 （g）	脂肪 （g）	净碳水化 合物（g）
130	8	2	<20

食材

蒸熟的黑豆 100 g
温水 300 ml
赤藓糖醇 1$\frac{1}{2}$ 大匙

做法步骤

❶ 将食材加到食物调理机中。
❷ 加入赤藓糖醇。
❸ 搅打到完全没有颗粒并成浆为止，无须过滤。

食谱亮点

＊自制全谷豆奶可以吃到完整的营养与膳食纤维，自2019年起，全谷豆奶成了饮料市场的新宠。

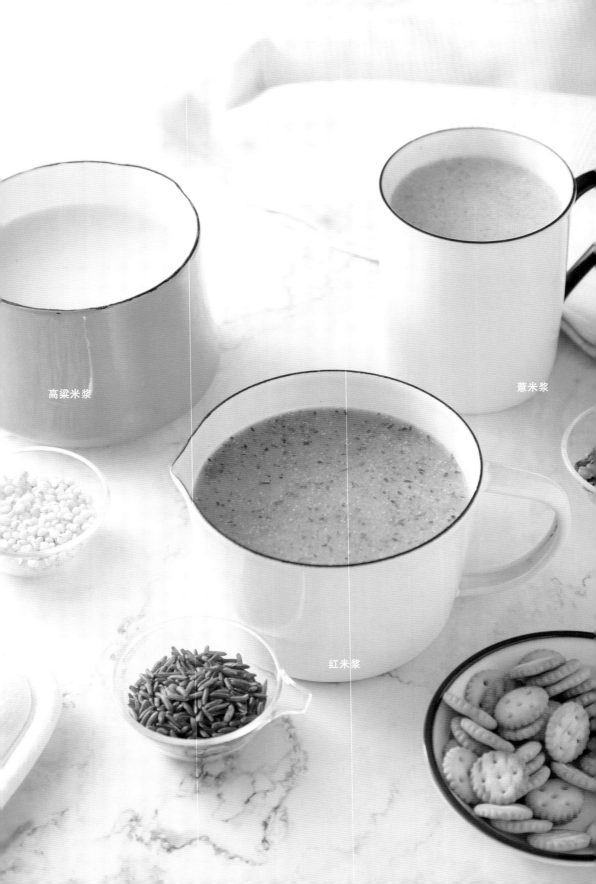

高粱米浆

薏米浆

红米浆

红米浆

能量（kcal）	蛋白质（g）	脂肪（g）	净碳水化合物（g）	高碳
130	3	0.5	<28	

食材

熟红米 50 g
温水适量
赤藓糖醇 15 g

高粱米浆

能量（kcal）	蛋白质（g）	脂肪（g）	净碳水化合物（g）	高碳
170	5	2	<30	

食材

熟高粱米 80 g
温水适量
赤藓糖醇 15 g

薏米浆

能量（kcal）	蛋白质（g）	脂肪（g）	净碳水化合物（g）	高碳
185	7	1	<35	

食材

熟薏米 60 g
温水适量
赤藓糖醇 15 g

做法步骤

❶ 取小锅装入食材。
❷ 加入室温饮用水，水量至少要没过食材。
❸ 开火煮开后，转小火煮 30 分钟（煮后总重量约 350 g，如果水量过少请加水）。
❹ 将食材放凉，并浸泡 12 小时（夏天请放入冰箱冷藏浸泡）。
❺ 将浸泡好的食材放入食物调理机中，加入温水和赤藓糖醇。
❻ 开高速搅打，搅打到看不到颗粒并成浆，无须过滤即可享用。

食谱亮点
＊所有的谷类都可以用相同的方法做成植物奶饮品，比如燕麦浆、荞麦浆、黑米浆也都营养好喝。
＊可以使用电饭锅的煮粥模式煮熟食材，煮好后放凉，再从步骤5开始做，更加方便。

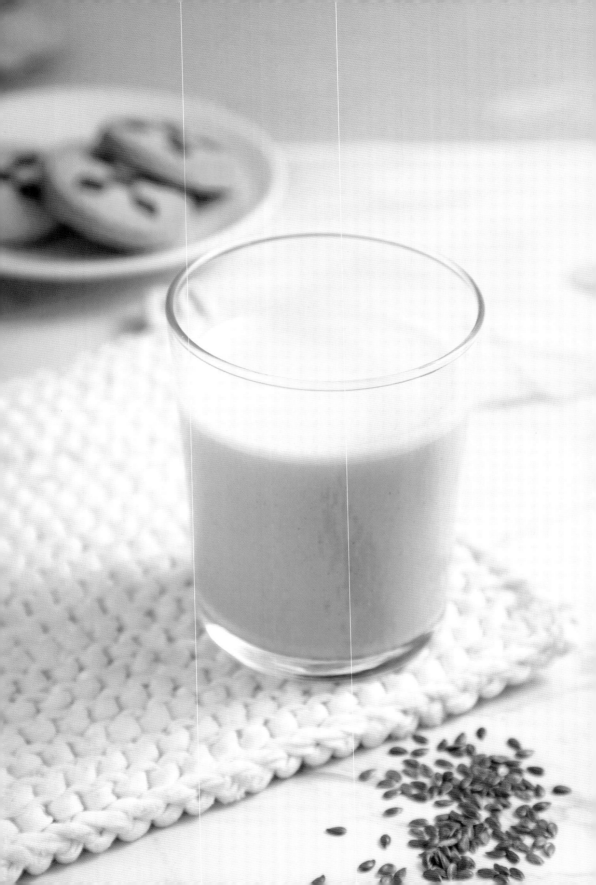

亚麻籽奶

营养成分：1份食谱

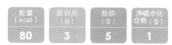

能量 （kcal）	蛋白质 （g）	脂肪 （g）	净碳水化 合物（g）
80	3	5	1

食材

亚麻籽 15 g（使用未经烘焙过的亚麻籽原粒，褐色或金黄色都可以）
室温饮用水 300 ml
赤藓糖醇 15 g

做法步骤

❶ 取一容器快速洗净亚麻籽，把多余的水倒掉。

❷ 加入室温饮用水，浸泡 30 分钟（水变黏稠是正常现象）。

❸ 浸泡完成后，直接倒入食物调理机中，并加入赤藓糖醇，开高速搅打，搅打到看不到颗粒并成浆。

❹ 将步骤 3 的亚麻籽浆倒入滤袋中，过滤掉浆渣（用手挤），即可享用。

食谱亮点

＊如果不喜欢生亚麻籽的味道，可以用慢火加热后再喝，但不建议超过60 ℃。

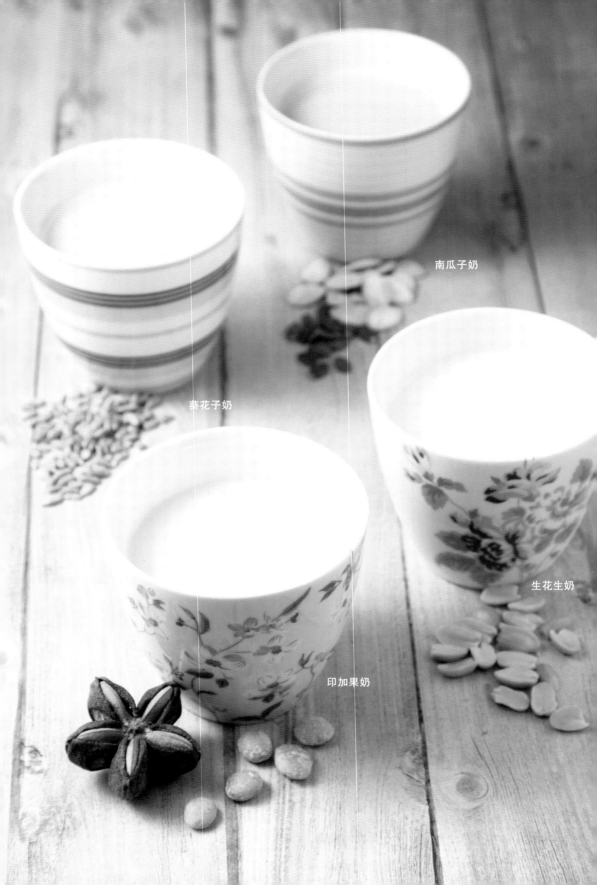

南瓜子奶

葵花子奶

生花生奶

印加果奶

葵花子奶

营养成分：1份食谱

食材

生葵花子 50 g
温水适量
赤藓糖醇 15 g

南瓜子奶

营养成分：1份食谱

食材

低温烘焙南瓜子 50 g
温水适量
赤藓糖醇 15 g

印加果奶

营养成分：1份食谱

食材

印加果 50 g（剥壳，低
温烘熟，无调味）
温水适量
赤藓糖醇 15 g

生花生奶

营养成分：1份食谱

食材

去皮生花生 50 g（也
可以使用带皮的，但
会影响成品卖相）
温水适量
赤藓糖醇 15 g

做法步骤

❶ 取小锅装入食材。

❷ 加入室温饮用水，水量至少要没过食材。

❸ 开火煮开后，转小火煮 30 分钟（煮后总重量约 350 g，如果水量过少请加水）。

❹ 将食材放凉，并浸泡 12 小时，印加果需浸泡 24 小时（夏天请放入冰箱冷藏浸泡）。

❺ 将浸泡好的食材放入食物调理机中，加入温水和赤藓糖醇。

❻ 开高速搅打，搅打到看不到颗粒并成浆，倒入滤袋中，过滤掉浆渣（用手挤），即可
享用。

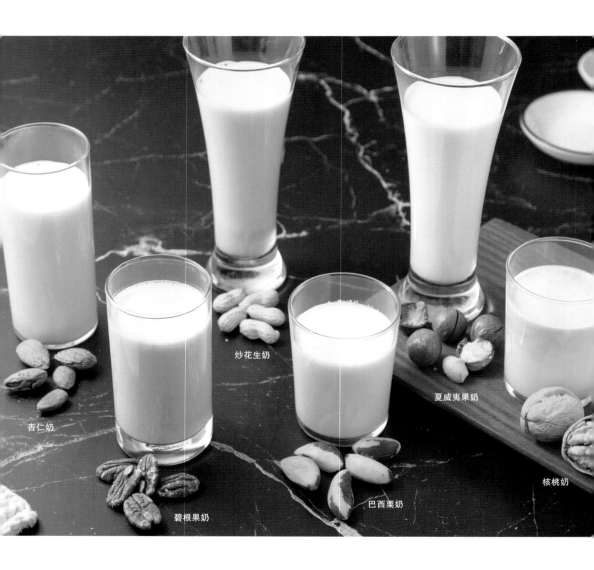

炒花生奶

夏威夷果奶

杏仁奶

核桃奶

碧根果奶

巴西栗奶

杏仁奶

营养成分：1份食谱

能量（kcal）	蛋白质（g）
40	1

脂肪（g）	净碳水化合物（g）
3	1

食材

美国杏仁 50 g（低温烘熟，无调味，且没有杏仁茶的味道）
温水 300 ml
赤藓糖醇 15 g

碧根果奶

营养成分：1份食谱

能量（kcal）	蛋白质（g）
50	1

脂肪（g）	净碳水化合物（g）
4	1

食材

碧根果 50 g（低温烘熟，无调味）
温水 300 ml
赤藓糖醇 15 g

核桃奶

营养成分：1份食谱

能量（kcal）	蛋白质（g）
50	1

脂肪（g）	净碳水化合物（g）
3	2

食材

核桃 50 g（低温烘熟，无调味）
温水 300 ml
赤藓糖醇 15 g

巴西栗奶

营养成分：1份食谱

能量（kcal）	蛋白质（g）
50	1

脂肪（g）	净碳水化合物（g）
4	1

食材

巴西栗 50 g（低温烘熟，无调味，切碎）
温水 300 ml
赤藓糖醇 15 g

炒花生奶

营养成分：1份食谱

能量（kcal）	蛋白质（g）
45	1

脂肪（g）	净碳水化合物（g）
3	2

食材

炒花生 50 g（剥壳，低温烘熟，无调味，通常带皮，不用去皮）
温水 300 ml
赤藓糖醇 15 g

夏威夷果奶

营养成分：1份食谱

能量（kcal）	蛋白质（g）
55	0.5

脂肪（g）	净碳水化合物（g）
5	0.5

食材

夏威夷果 50 g（低温烘熟，无调味，切成 $^1/_4$ 大小）
温水 300 ml
赤藓糖醇 15 g

做法步骤

❶ 取一容器装入坚果。
❷ 加入室温饮用水，水量至少要没过食材。
❸ 浸泡食材 12 小时（夏天请放入冰箱冷藏浸泡）。
❹ 浸泡完成后，把水倒掉。
❺ 用室温饮用水再将食材洗净，将多余的水分倒掉。
❻ 将浸泡好的食材放入食物调理机中，加入温水和赤藓糖醇，开高速搅打，搅打至看不到颗粒并成浆。
❼ 将步骤 6 打好的坚果浆倒入滤袋中，过滤掉浆渣（用手挤），即可享用。

食谱亮点

＊所有的饮品里都可加入适量蒸好的含抗性淀粉的食材，如将红薯、南瓜、芋头等放入并搅打成浆，制作出各种风味饮品。

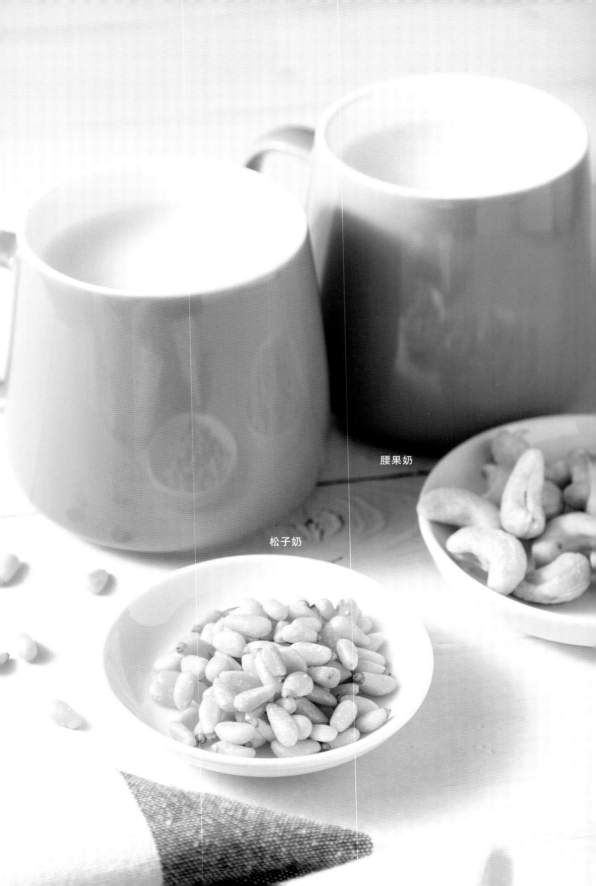

腰果奶

松子奶

松子奶

营养成分：1份食谱

能量（kcal）	蛋白质（g）	脂肪（g）	净碳水化合物（g）
360	7	34	5

食材

松子 50 g（低温烘熟，无调味）
温水 300 ml
赤藓糖醇 15 g

腰果奶

营养成分：1份食谱

能量（kcal）	蛋白质（g）	脂肪（g）	净碳水化合物（g）
300	9	22	15

食材

腰果 50 g（低温烘熟，无调味，一定要用去皮的腰果）
温水 300 ml
赤藓糖醇 15 g

做法步骤

❶ 取一容器装入坚果。

❷ 加入室温饮用水，水量至少要没过食材。

❸ 浸泡食材 6 小时（夏天请放入冰箱冷藏浸泡）。

❹ 浸泡完成后，把水倒掉。

❺ 用室温饮用水再将食材洗净，将多余的水分倒掉。

❻ 将浸泡好的食材放入食物调理机中，倒入温水，加入赤藓糖醇。

❼ 开高速搅打，搅打至看不到颗粒并成浆（一定要打到看不到浆渣）。

❽ 无须过滤即可享用。

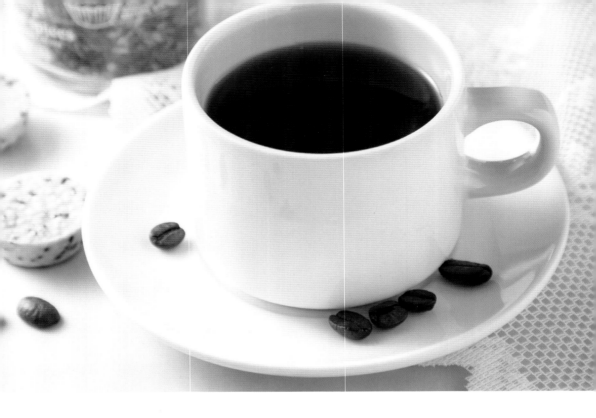

香料咖啡

　　香料就是让味蕾跳舞的魔法，在咖啡中加入不同的香料，能让每一杯咖啡都飘散着不同的诱人香气。香料咖啡的能量趋近于黑咖啡，因此不另标示营养成分。

牛蒡咖啡

食材
任意挂耳式咖啡
牛蒡粉 $^{1}/_{4}$ 小匙

做法步骤

❶ 取出挂耳式咖啡，撕开包装，挂在适合的杯子上。

❷ 在咖啡粉中加入牛蒡粉。

❸ 缓缓冲入热水，慢慢滴滤出咖啡液即可。

唤醒觉知咖啡

食材
任意挂耳式咖啡
南瓜派香料 $^{1}/_{4}$ 小匙

做法步骤

❶ 取出挂耳式咖啡，撕开包装，挂在适合的杯子上。

❷ 在咖啡粉中加入南瓜派香料。

❸ 缓缓冲入热水，慢慢滴滤出咖啡液即可。

食谱亮点

＊如不想购买南瓜派香料，也可以自行调配，放入薄荷叶、肉桂粉、泰式香料、越式香料等。这将是一杯香气迷人的特色咖啡。

营养早餐料理

每天早上睁开眼睛，忙碌的一天便开始了，洗脸刷
牙、上班上学，家中老小也都要照顾到位，此时，
跟时间赛跑的我们就需要随做随吃的食谱，方便、
快速、美味、营养。

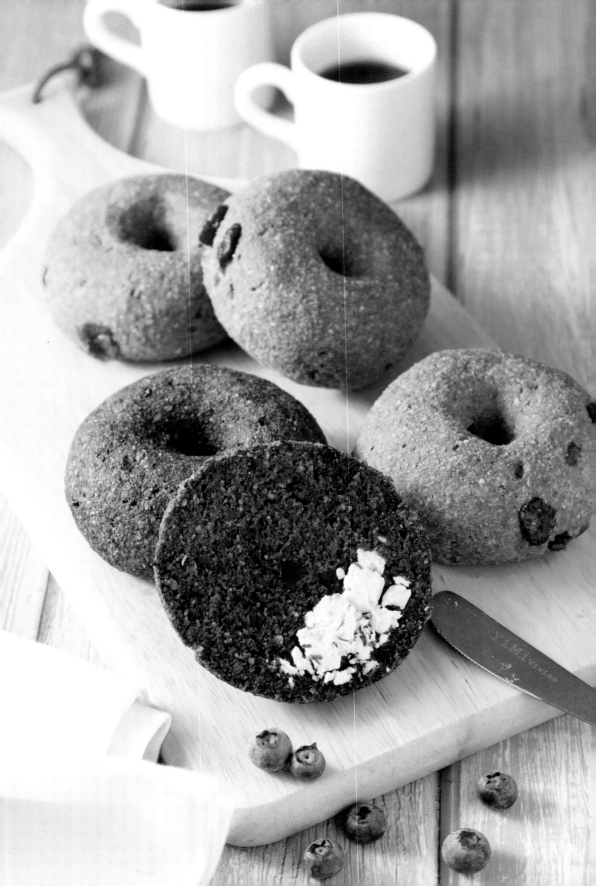

蓝莓贝果

营养成分: 1个蓝莓贝果

能量 （kcal）	蛋白质 （g）	脂肪 （g）	净碳水化 合物（g）
320	10	7.5	40

食谱分量 4 个

食材

热水 70 ml（水温约 85 ℃）
冷冻蓝莓 180 g（冷冻蓝莓可以避免过度发酵）
甜菊苷（蓝莓口味）10 滴
饮用水 70 ml（水温 28~30 ℃）
椰糖 4 g（使用其他糖也可以）
速发酵母 4 g
烘焙用杏仁粉 55 g

无麸质燕麦麸皮 60 g（磨细）
洋车前子粉 55 g（磨细）
无麸质多谷物粉 110 g（磨细）
无铝泡打粉 1 小匙 （过筛）
赤藓糖醇 2 大匙 （磨细）
蓝莓干 20 g

做法步骤

❶ 用食物调理机将热水、冷冻蓝莓与甜菊苷打成泥，静置到约 4 ℃。

❷ 取一容器将饮用水与椰糖充分混合，加入速发酵母，静置 15 分钟，直到表面出现泡泡。

❸ 将步骤 2 的食材加入步骤 1 的食材中充分搅拌均匀。

❹ 取另一不锈钢盆混合烘焙用杏仁粉、无麸质燕麦麸皮、洋车前子粉、无麸质多谷物粉、无铝泡打粉、赤藓糖醇、蓝莓干。

❺ 将步骤 4 的食材倒入步骤 3 的食材中，快速搅拌成团，分成 4 等份，每一等份约 160 g（搅拌好的面团偏硬）。

❻ 将分好的面团塑形成扁圆形，中央用手指戳一个洞（面团要紧实、平均、光滑，将手微微沾湿可以防止面团黏手，面团形状要高高圆圆的）。

❼ 将塑形好的贝果放在铺了烘焙纸的烤盘上，盖上保鲜膜静置 60 分钟，让面团发酵软化（冬天发酵时间需要久一点）。

❽ 烤箱预热至 200 ℃（上下火都开）。

❾ 用双手将面团往中央集中，缩小中央的孔洞（这时候面团会变大、松软）。

❿ 将烤盘放入烤箱，上下火都开烤 10 分钟，只开上火再烤 20 分钟（如果不喜欢贝果上色过深，则可以适时盖上铝箔纸）。

食谱亮点

＊建议将贝果放凉后从侧面切开，涂上奶油、奶酪，这样口感与美国售卖的贝果的口感相似度比较高。

＊待贝果凉透后包好，放入冰箱冷藏，可保存3~4天，冷冻可保存较久（不建议超过10天，冷冻太久会使面包脱水变干），食用前请回温，将贝果对切，再放进烤箱烤10分钟。

＊可以用草莓代替蓝莓，太酸的莓果则不适合使用。

＊无麸质多谷物粉可用无麸质燕麦麸皮10 g、糙米30 g、藜麦20 g、小米30 g、细亚麻籽粉20 g混合打成细粉代替。

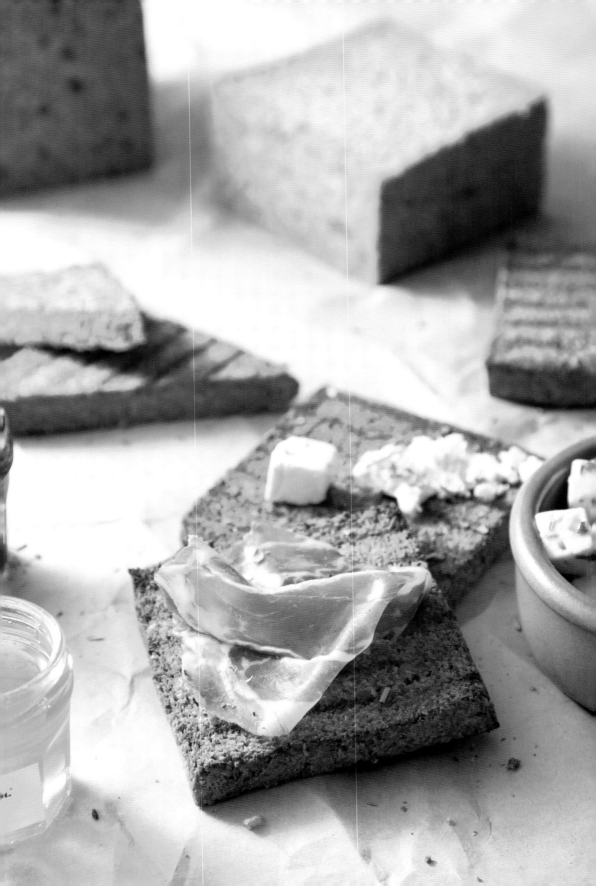

热压三明治

营养成分: 1个面包 (7.5 cm × 7.5 cm)

食谱分量 1 个

能量 (kcal)	蛋白质 (g)	脂肪 (g)	净碳水化 合物 (g)
1100	45	73	18

食材

细亚麻籽粉 200 g
赤藓糖醇 1 大匙
海盐少许
室温饮用水 200 ml

做法步骤

❶ 烤箱预热至 210 ℃ (上下火都开) 。

❷ 取一不锈钢盆倒入细亚麻籽粉、赤藓糖醇、海盐混合均匀。

❸ 不锈钢盆内倒入室温饮用水，快速搅拌成团，放入模具。

❹ 将模具放入烤箱烤 60 分钟。

❺ 将面包放凉后切片 (每片厚度 0.5 cm~0.7 cm 可达到最佳的口感) 。

❻ 两片面包叠在一起，放入三明治热压机中，压至单面上色。

❼ 让面包已经上色的两面相对，夹入自己喜欢的配料，再放入三明治热压机中，压至另外两面也上色即可。

食谱亮点

＊纯素、无蛋、无奶。

＊热压至上色口感较好，不热压会不好吃。

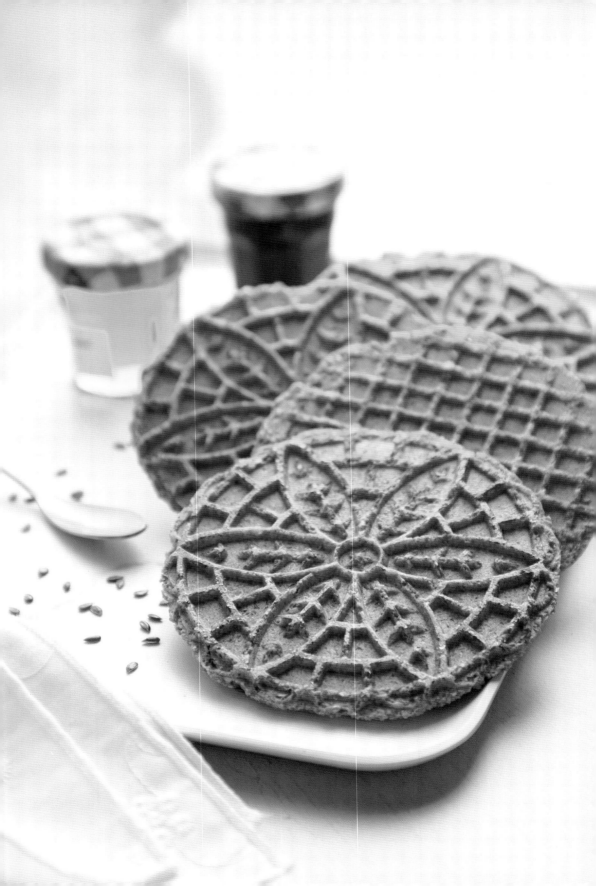

法兰酥蕾丝脆片

营养成分：1片

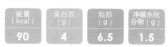

能量 （kcal）	蛋白质 （g）	脂肪 （g）	净碳水化 合物（g）
90	4	6.5	1.5

食谱分量　4 片

微甜版食材

细亚麻籽粉 70 g
自制香草精 1 大匙
甜菊苷（榛果口味）5 滴
开水 60 ml

咸香版食材

细亚麻籽粉 70 g
海盐与自己喜欢的香料适量
开水 70 ml

做法步骤

❶ 将带有蕾丝烤盘的烤华夫饼机预热。

❷ 取一不锈钢盆倒入细亚麻籽粉。

❸ 取另一容器倒入自制香草精、甜菊苷与开水，搅拌均匀。

❹ 将步骤 2 的细亚麻籽粉倒入步骤 3 的容器中，搅拌均匀至成团，将面团分成 4 等份（每份约 35 g）。

❺ 将每份小面团捏成扁圆形，大小比烤模稍微小一点，放两片至烤模中。盖上华夫饼机的盖子，同时双手用力按压华夫饼机数次，把蕾丝脆片压薄（这个动作是成功的关键）。

❻ 烤 6 分钟后掀开盖子，散出水气，再压下盖子继续烤 1~2 分钟即可（上色越深越苦，请避免烤焦）。

食谱亮点
＊纯素、无蛋、无奶。
＊非常酥脆，密封可保存一星期（无须冷藏）。

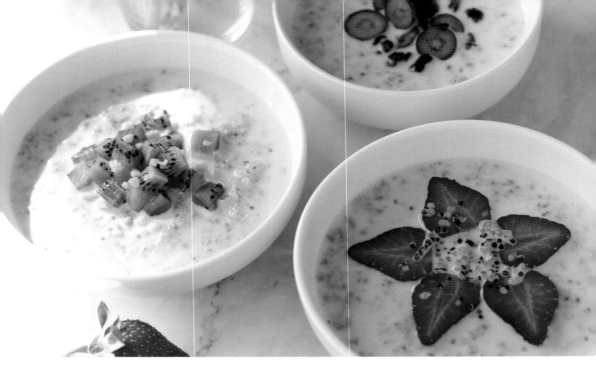

极速燕麦粥

食谱分量 1 杯

食材

任意植物奶饮品 150 ml（此处用杏仁奶计算营养成分）
燕麦麸皮 25 g（不用磨细）
奇亚籽 5 g（不用磨细）

赤藓糖醇 $^1/_2$ 大匙（可以改变用量以调整甜度）
任意水果适量

做法步骤

❶ 取一容器倒入植物奶饮品。
❷ 再加入燕麦麸皮、奇亚籽和赤藓糖醇，搅拌均匀。
❸ 放入冰箱冷藏 6 小时。
❹ 取出后放上任意自己喜欢的水果即可，想吃热的可以隔水加热后再食用。

营养成分·1人份
（不含水果）

能量（kcal）	蛋白质（g）
150	6

脂肪（g）	净碳水化合物（g）
6	15

食谱亮点
＊纯素、无蛋、无动物性奶。
＊只需前一天晚上花3分钟准备，就能做出这道简单方便、美味百分百的燕麦粥。

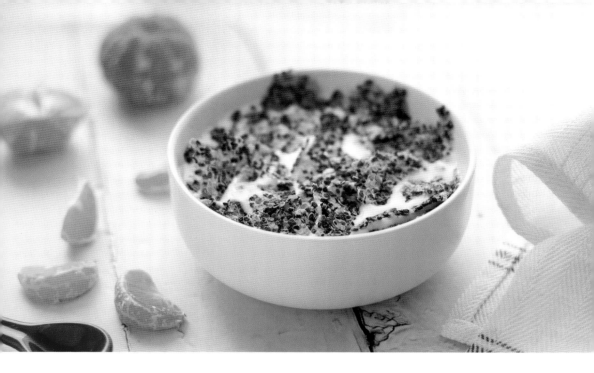

早餐藜麦片

食材

煮熟的藜麦 60 g

营养成分：1份食谱

做法步骤

❶ 烤箱预热至 140 ℃（上下火都开）。

❷ 将藜麦平摊在一张烘焙纸上，再盖上另一张烘焙纸。

❸ 用擀面杖将藜麦擀平，放入烤箱中。

❹ 烤 15 分钟后取出上层的烘焙纸，之后再继续烤 15 分钟即可（擀得越薄，烤的时间越短）。

❺ 将烤好的藜麦片掰碎，并将其加入植物奶饮品中。

食谱亮点

＊凉透后密封，可以室温保存7天。

＊简单好吃，口感酷似早餐谷物麦片，无论是撒在沙拉上还是泡在植物奶饮品里都很美味。

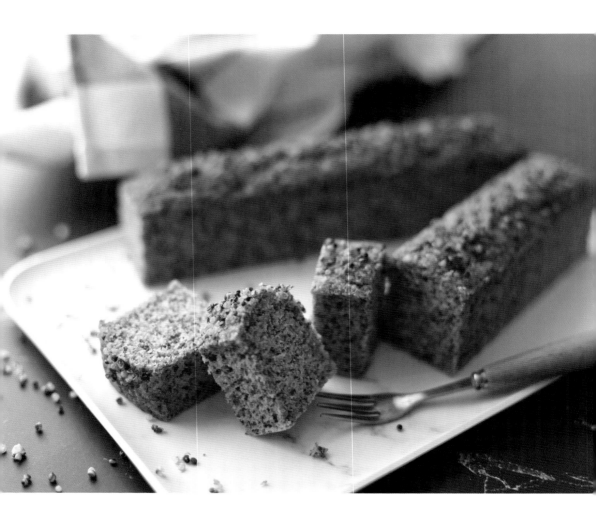

万种风情藜麦蛋糕

营养成分: 1份食谱

食谱分量 **2 块**

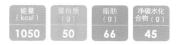

能量 （kcal）	蛋白质 （g）	脂肪 （g）	净碳水化 合物（g）
1050	50	66	45

食材

藜麦片 60 g（可以使用任何煮熟的谷类替代）
烘焙用杏仁粉 60 g
细黄金亚麻籽粉 60 g
无铝泡打粉 $1\frac{1}{2}$ 小匙
赤藓糖醇 5 大匙（可自行增减用量）
鸡蛋 120 g（室温）
室温饮用水 170 ml
香草精 $\frac{1}{2}$ 大匙

做法步骤

❶ 烤箱预热至 190 ℃（上下火都开）。

❷ 取一不锈钢盆将藜麦片、烘焙用杏仁粉、细黄金亚麻籽粉、无铝泡打粉、赤藓糖醇充分混合均匀。

❸ 取另一不锈钢盆充分混合鸡蛋、室温饮用水与香草精。

❹ 将步骤 2 的食材倒入步骤 3 的食材中，搅拌均匀。

❺ 将步骤 4 的食材倒入不粘烤盘（长 20.5 cm，宽 4 cm，高 4 cm）中，烘烤 30~40 分钟即可。

食谱亮点

＊可依照自己所需摄取的营养成分调整配方，替换藜麦片，打造百变实用的食谱。

＊自制坚果饮时滤掉的渣子（无须烤干），也可以加进来替代藜麦片（一份食谱添加30 g）。

＊在这份蛋糕食谱中，无须额外添加其他食用油。

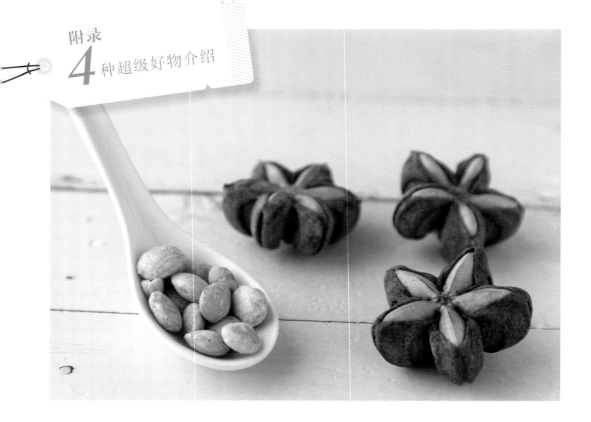

印加果

印加果（又称星油藤），原生长于南美洲安第斯山脉一带。大约在上千年前，印加人崇敬的神为太阳神，而印加果实的外形就如同"神赐星芒"，所以印加帝国皇室、贵族的女眷均视印加果为美容圣品。

印加果主要生长在日照充足、冬暖夏凉、排水良好的地区。纯净无污染的土地所种植出来的印加果，营养含量最高。

印加果含优质脂肪与优质蛋白质，每 100 g 的印加果约含 20 g 的 ω–3 脂肪酸与 23 g 的蛋白质。购买烘熟的印加果实及种子，在家就能做出带着淡淡清香的植物奶饮品。在帮助恢复自身活力与唤醒自愈力方面，印加果是一个很好的选择。

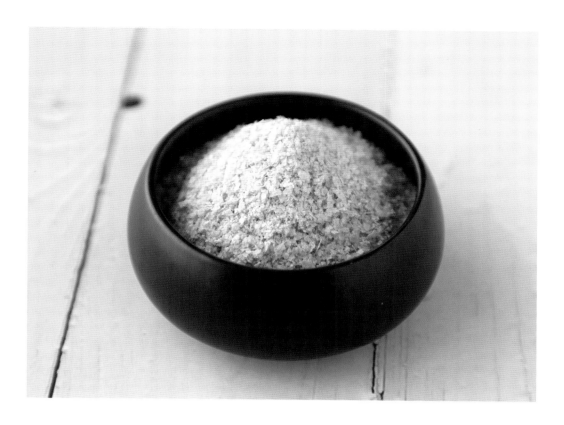

苋菜籽 / 苋菜籽片

源自南美洲的苋菜籽，碱性很强，也是一种富含营养的超级食物，被证明含有 20 种氨基酸。

苋菜籽不含麸质，它含蛋白、铁、钙都很高，对女性、老人、身体虚弱者尤其适合，苋菜籽中还含有名为鲨烯的成分，能有效抗氧化、减少体内自由基、减缓皮肤老化。

每 100 g 的苋菜籽中约含 14 g 蛋白质，其钙含量是牛奶的 3 倍，它还富含铁、镁、锌等矿物质，也含有大量的 B 族维生素及维生素 C，所以常被素食者用来补充蛋白质。煮熟的黄金苋菜籽口感近似明太子，因为不太好咀嚼，所以常被做成即食苋菜籽片。

苋菜籽片可以添加在任何饮品中，沾上蛋液、做成面衣口感更是一绝，烤制或用空气炸锅烹饪都会让面衣呈现似盐酥鸡外皮的口感，酥香好吃。

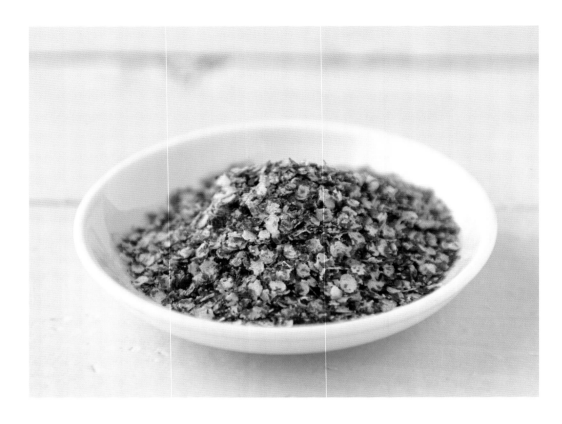

即食藜麦片

藜麦是南美洲特有的，它原产于安第斯山脉一带，营养价值丰富，而且不含麸质。藜麦中锰的含量很高，能够帮助人体消化吸收，并且帮助提升抗氧化力。

藜麦有黑、红、黄3种颜色，颜色越深口感越硬，颜色越浅口感越温润，所以在市面上常见的三色混合藜麦，是为了平衡口感，将美味最大化。

其中红色藜麦的钾含量非常高，是燕麦的12倍，肾脏功能不佳者需注意食用量。

每100g的藜麦约含13g蛋白质，煮熟后可以搭配任何自己喜欢的食物。

即食藜麦片是将熟的藜麦压平、烘干制成，口感酥脆，可以加到任何饮品、汤品、沙拉中，增添食物口感风味与颜色，做成蛋糕也非常好吃。

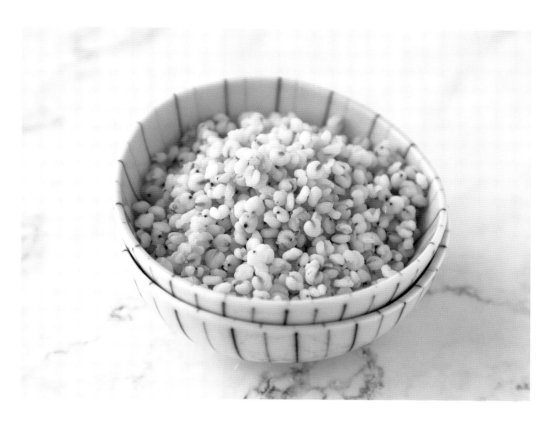

高粱米

　　"五谷之精，百谷之长"，指的就是高粱米。高粱米没有什么味道，因为有凉血解热止渴的功效，所以适合夏季食用。高粱米中还含有粗纤维，能改善糖耐量、促进肠蠕动、防止便秘，对于需要控糖、降糖的人来说，是可以选择的健康谷物之一。

　　每100 g的高粱米中约含11 g的蛋白质，与大米不同的是，高粱米需要把外壳完全去除干净，才适合在烹煮后食用。

　　煮熟的高粱米呈现一颗一颗散开的状态，因为口感较粗硬，所以需要增加咀嚼的次数，可以有效满足有咀嚼欲望的人。

著作权合同登记号 图字：01-2021-5237 号

图书在版编目（CIP）数据

碳水循环饮食法 / 田安石著 . —北京：北京科学技术出版社，2021.12 （2022.4 重印）
ISBN 978-7-5714-1823-6

Ⅰ. ①碳… Ⅱ. ①田… Ⅲ. ①饮食营养学 Ⅳ. ① R155.1

中国版本图书馆 CIP 数据核字（2021）第 190455 号

策划编辑：宋　晶
责任编辑：白　林
图文制作：赵玉敬
责任印制：张　良
出 版 人：曾庆宇
出版发行：北京科学技术出版社
社　　址：北京西直门南大街 16 号
邮政编码：100035
电话传真：0086-10-66135495（总编室）
　　　　　0086-10-66113227（发行部）
网　　址：www.bkydw.cn
印　　刷：北京利丰雅高长城印刷有限公司
开　　本：720 mm × 1000 mm　1/16
字　　数：160 千
印　　张：10.5
版　　次：2021 年 12 月第 1 版
印　　次：2022 年 4 月第 2 次印刷
ISBN 978-7-5714-1823-6

定　　价：68.00 元

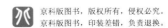